自分の「好き」が うつを治す

山内道士
YAMAUCHI
MICHIHITO

幻冬舎MC

はじめに

ここ十数年で、「神経症」と診断される患者が増えています。神経症とは、不安、パニック、対人恐怖、抑うつ症状などが出るものです。昔から「ノイローゼ」といわれ、誰でもなり得る病気です。

神経症の症状は、過去の親子関係に由来する「強迫性」により生じていることが多いです。親が亡くなっていても「自分の中にいる実際より厳しい親」にどうしても気持ちが向いてしまうのが強迫性です。

例えば職場の上司を自身の親と重ねて見てしまいがちで、「きちんと」「ちゃんと」の意識が過剰に強くなり、相手の顔色ばかりを気にしてしまい、うつ状態となります。

また、恋愛に対しては両親の関係性が良くないことを見ており、そのことから「恋愛をしても幸せにはなれないし、子どもは産みたくない」と言います。

私は精神科医として、このような「強迫性」を背景にして不安症や抑うつ症状を抱えている患者と数多く出会ってきました。誰もが親の子であり、子どもはいつまでも親を思います。そのため強迫性は程度の差こそあれ、誰もがもつものなのです。

強迫性、つまりは過去の親子関係から離れるためにはどのようにすればいいのでしょうか。それは親以外の相手に気持ちを向けることです。

しかし、気持ちがどうしても親に向きやすいのが強迫性なのです。そのため親や親に相当する相手の顔色ばかりに意識が向き、自分の好きなことはないと思い込んでいる人は少なくありません。

「自分には好きなことはない」と思うときに、自分自身がどうしたいのか、どうなりたいかと問われても答えることはできません。親を心配させないよう、自分の欲求よりも安全・安定・普通を求めてしまいます。

本来であれば自分の好きなことに目を向けたとき、まず安全や安定を求めることはないはずです。例えば映画やジェットコースターはハラハラドキドキして楽しいものです。好きな相手にはハラハラドキドキして恋心が高まり、どんなに忙しくても会いたいと思います。そのような意欲が強迫性を緩め、健康的な親離れを促すのです。不眠症状は通常であれば良くない状態ですが、恋愛のドキドキから眠れないのは幸せな状態だといえます。

本書では、神経症による不安やうつ状態、強迫性、さらにその治療に必要なことは何かについて、これまでの臨床経験に基づいて解説していきます。

近年は、コロナ関連のステイホームや、マスク生活、またデジタル化の推進や高齢化社会による介護問題により、「愛することと働くこと」が困難なことであると感じやすい時勢です。

そんな時勢であっても、いえ、そんな時勢であるからこそ、「愛すること」「自分の好きをみること」が不安やうつ状態を治すということを伝えたくて本書を執筆しました。

この本が一人でも多くの読者にとって、希望を見いだす一助になれば幸いです。

自分の「好き」がうつを治す　目次

［第3章］過去の親子関係にとらわれず現在へと視点を向ける
精神療法の視点からみる健康的な親離れのすすめ

［第1章］

薬物療法と休養だけでは改善しない!?
神経症性障害による
うつのさまざまな治療方法

うつ病とは

私のクリニックへやってくる患者がまず最初に問診票に書く悩みは「やる気が出ない」「意欲が出ない」であることが多いです。

これらは患者からよく語られる悩みです。意欲が出ないのですから、患者自身は自分がうつ病ではないかと思っていることが多くあります。

しかし、実際診察してみると、うつ病ではないと思われるケースも珍しくありません。「意欲が出ない」という抑うつ状態は、職場での仕事や自宅での家事に対する、「きちんと、ちゃんと、こうしないと、こうあるべき」への意欲が出ないという状態であることが多いです。

「好きなことを仕事にできる人なんてほんのわずかであり現実は大変ではないですか」

そう質問されることがたびたびあります。そしてこの質問をする人のほとんどが、自分の好きなことや、やりたいことは「ない」と語るのです。本来、好きなことには意欲が出やすいはずで、逆に、「ちゃんとしないと、こうあるべき」にはやる気が出ないものです。しかし、私が臨床で会う患者の多くが「しないといけない」ことにやる気が向きやすい状態になっています。

神経症性抑うつ

うつ病と一言でいっても、実は診断はやさしくありません。「憂うつな気分、意欲低下」があっても発症要因はさまざまです。

薬物療法と休養で治る、「いわゆる内因性」のうつ病を見逃さないことが大切です。「いわゆる内因性」とは、脳の機能変調があり心因性ではないものをいいますが、内因性と心因性は明確に区別できないことが多いことから、「いわゆる」という表現をしました。

本人が得意なことに対するやる気が下がっている場合においては内因性の比重が高いため、服薬と休養で経過をみてみることも多く、内因性という概念は現在でも使われています。

内因性のうつ病を疑う場合、食欲不振と自責、自殺念慮の症状を見逃してはなりません。この2つの症状は命に関わる症状となり得るという意味で大事です。この症状が中度以上であれば、入院も考慮されますが基本的には治る病気です。これら内因性のうつは、一般的なイメージでいうとエネルギーが下がっている状態です。「思考の抑止」は、まさしくその症状です。そしてその下がっているエネルギーを「自責、自殺念慮」に向けるので入院も考慮される状態なのです。このような思考抑止に加えて食欲不振や自責、自殺念慮がある場合の多くは、中等以上の症状とされています。しかし服薬と十分な休養で治ることが見込めるため、決して治らない病気ではありません。

これらの内因性のうつ以外に実際臨床で出会う頻度が多いのは、神経症性抑うつ（抑うつ神経症）です。エネルギー自体は下がっていないため、うつ病の症状である思考抑止はありません。抑うつ気分や意欲低下はあるものの、職場や夫婦間など環境因が強いのです。また自責や自殺念慮はあったとしても強くはありません。しかし自責や自殺念慮がある場合は、数年前から、あるいはもっと以前からあるといわれる場合が多いです。つまり心理環境因の強いうつ状態は適応障害といえる場合があります。

適応障害では、問題となっている環境から離れれば治り、近付けば症状が出るということを繰り返していることが多く、その場合はもともとの性格因の可能性（ほかに発達障害や知的障害の可能性）を考える必要があります。

神経症性抑うつは内因性うつ病とは対をなす概念を指します。性格や養育環境、発症の心理機制などを理解して内因性うつ病と鑑別していく視点が重要なのです。内因性うつ病に比べて薬物療法の反応性が低く、精神療法の併用が必要なことなど治療方針に違いがあります。

不安うつ、不安症と抑うつ状態

不安とうつ状態は、さまざまな精神疾患で生じるものですが、不安症や神経症性うつという場合は、神経症性障害に分類されます。この神経症性障害は「薬をきちんと飲んで、ゆっくり休む」という薬物療法をおもにしては治らない病気です。

この不安症や神経症性の抑うつ状態の治療を行うにあたって、薬物療法以外に必要なのは精神療法で、その精神療法を行うにあたって有効な視点が「強迫性」です。

強迫性についてはのちほど詳しく解説しますが、簡潔にいうと過去の親子関係に由来する、「しないといけない、こうあるべき」に気持ちが向きやすくなっているということです。私はこれまでの数十年、強迫性が強いゆえの不安うつ状態の患者と、精神科医としての臨床経験を積み重ねてきました。

強迫性が強いゆえの症状ですから、強迫性「しないといけない」を緩めることが治療に有効であることになります。

不安うつは治りにくいか

不安症や抑うつ状態が、治りにくいと思われやすいのは、まず双極性のうつ状態があり、双極性障害で生じる不安やうつ状態が、治りにくい状態を示しやすいということがあります。神経症性障害の不安うつと比べると、双極性障害は治りにくいといえます。そのため診断を適切に行うことが必要です。とはいえいわゆる精神病性などの症状は、重いからといって治りにくいわけではありません。

治りにくさというのは、個人差もあり簡単にはいえないのですが、これだけはいえること、それは心理環境因が強いと、薬だけでは治りくいということです。

心理環境因が強いのは、神経症の不安うつ状態です。一人で、考え過ぎて立ち止まっていることで生じる状態です。強迫性の強い人は、一人で考え過ぎる傾向があります。

一人で立ち止まって、堂々巡りの思考にはまり、自分を虐めています。それが神経症の症状を出す背景となるのです。実際は治る可能性があるのに誰にも相談しないで、治るものも治らない悪循環に陥ります。

精神療法

薬物療法には精神療法を組み合わせます。薬を提案するときには、まず、この薬には強迫性「しないといけない」を緩める効果がある、と説明します。抗うつ薬に分類されるSSRIはうつ病、うつ状態以外に不安パニック症などに保険適応が認められており、標準的な薬物療法としてSSRIを提案しています。「しないといけない」を「まあいいか」と緩めながら、健康的な「いいかげん（良い加減）」になるようにしていきます。

そして徐々に、自分自身の本来の「欲・好きなこと・したいこと」に目を向けやすくする効果を期待します。

精神療法の種類は数多くあります。そのなかで精神分析的精神療法というと、週に1回50分の時間枠で予約制で行うものをいいます。ですから精神科の一般外来の時間内での精神療法は、精神分析的とはいえないことになります。診察の時間と頻度の重視、すなわち患者との関係性の重視が、精神分析が特殊で一般精神医学から役に立たないと言われやすい理由の一つではないかと考えます。

しかし精神分析学は、神経症性障害、神経症性うつ病の日常臨床で役に立つ理論をもっています。

私が東京で受けた精神分析学の教育は自我心理学派によるものでした。自我心理学では、エディプス葛藤など精神性的発達論（精神分析的発達心理学）を重視します。自我心理学の教育を受けた私の視点は、「過去の親子関係に由来する思考の癖は、現在まで反復している」というものです。それぞれの症状は、「過去の親子関係」に退行して出るとみるので、発達促進的に治療の援助を行います。

また、強迫性の理解をするときにも、精神分析が役に立ちますが、その治療的対応として森田療法（精神科医、森田正馬《もりたまさたけ》によって創始された不安症・神経症のうつ状態に対する精神療法）が役に立つことが多いです。例えば、強迫的な「こうあるべき、まずはきちんと準備をしてから、時間、予定どおりか」などと患者さんが言われることは、予定や手段にばかり気持ちが向いている状態です。そのような状態を森田療法がいう、「とらわれが生じている状態」と説明すると伝わりやすいです。私のクリニックでは予定や手段にとらわれないよう目的を具体的にみて、そこに気持ちが向かうように治療的に援助する森田療法を取り入れた精神療法を行っています。

精神分析と森田療法は一般的に違う治療法といわれやすいですが、臨床を行ううえでは類似性もあって、私のクリニックでは、精神分析学の理論を一般外来に応用した精神療法と、森田療法を組み合わせた治療を行っています。

生活指導というアプローチ

生活指導とは、規則正しい生活、昼間の活動、散歩などを勧め、生活習慣の改善を促すものです。昼間に張りのある生活を送り、その後の良い睡眠が重要です。睡眠をいかにとるかではなくて、昼間の活動をいかにするかが先決です。孤独にならないように出かけ、仲間や家族との会話を楽しむことが大切です。

昼夜逆転の不規則な生活や、昼間の運動不足、偏食、孤独、飲酒、これらの生活習慣はどれも抑うつ状態をつくります。慢性の抑うつ状態の人の多くがこのような不規則な日常生活を送っています。

新型コロナウイルス感染症による「新しい生活様式の定着」は、うつ状態の治療において、困るものがあります。「新しい生活様式」というのは、家にいよう、会話を減らそう、という方向ですから、本来のうつ状態の治療の逆をいくもので、活動不足、偏食、孤独、自宅の飲酒に傾きやすくさせます。その生活様式を定着させるのはとても困ったことです。

またこの「新しい生活様式」と時期を同じく、「新しいことを始めたが、うまくいかずにうつになった」という患者を診察するようになりました。

古いか新しいかではなく、あくまでもそれが自分の好きなことか、やりたいことかどうかが大切であると説明します。

不安うつ状態の人は、自宅から外へ出にくい状態にあります。「自宅が安心」という人には、リハビリとして散歩を勧め、外に出ることが大事であると伝えます。考え過ぎて体が硬くなっているので、歩き始めはしんどいですが、歩いているうちに体がほぐれ、しんどさがとれ、それまでの考え過ぎの雑念が消えていきます。ウオーキングより、ゆっくりと景色をながめながらの散歩がおすすめです。

散歩だけでもいいですが、散歩に行く目的を加えられるとなおいいです。その目的の一つとして本屋や図書館はおすすめです。「家に『あるもの』でいい」、そういうとらえ方ではないほうが良いのです。家の中だけでなく、欲しいものは外へ、つまりスーパー、本屋など、商品の種類がたくさんあるところへ買いに行く、そういう行為が大切です。

しかし、本屋が閉店、本屋が減っているというニュースもよく見ます。生活指導の視点でみると、このような時代の流れは困ったなと思います。本屋は必要です。本屋があることで、家から外に出る理由になります。本屋に行けば、自分の好きな作者はいるだろうか、興味のある分野には何があるだろうか、そういう思いで本屋の中を回ります。その行為自体はネット検索でもできるのですが、実際本屋さんに行ってみて、本屋の中を回るのは心と体にとても良いのです。

強迫的な人は、生活リズムが乱れやすいです。例えば、「やることをやってから、寝る」と、家事を夜の12時を過ぎてもやっている患者がいます。「ちゃんと」家事を終わらせてからでないと寝ることができず、生活リズム、睡眠リズムが乱れています。

生活リズム、睡眠リズムの乱れは、それだけでも抑うつ状態をつくります。ですから、ステイホーム、在宅ワークは、生理的な抑うつ状態となりやすいので気をつける必要があるのです。

ソーシャルディスタンスというのは感染防止にはなりますが、免疫力を下げます。例えば好きな人との距離の近さは、とても良いものであったはずです。距離を保つということは、そういう良い場面をも回避することになります。

コロナ禍では、高齢の患者に「楽しいことなんてないです」と言われることが増えました。若い患者はコロナ前から「夢はない」「好きなことを仕事にできる人はわずかでしょう」と言う人が増えている印象でした。そのような傾向がもともとあったところに、新しい生活様式の定着化があります。

精神科の治療には「希望」が大事です。そのためには、新しい生活様式は否定する必要があります。少なくとも日々の臨床においては「人との距離は近くて良い、家でじっとしていなくていい」と説明するのが治療的です。

手段が目的化してはいけません。コロナ禍における感染防止はあくまで手段でした。手指を清潔にしておくことも手段です。

手段が目的化するのは強迫症状の特徴です。世の中が強迫的になっていて本来の幸せを見失っていると感じます。

［第2章］

社交不安、摂食障害、パニック症……
〝強迫性〟を由来とする
さまざまなうつ症状

強迫性（しないといけないにやる気を出そうとする傾向）とは

神経症は症状に沿った薬物療法だけでは治りません。神経症とは、ＩＣＤ10の国際診断基準で神経症性障害に分類される不安障害や強迫性障害、および神経症性うつのことを指しています。なぜ薬物療法だけで治らないのかというと、神経症は心理環境因が強いからです。

治療には薬物療法と精神療法（および生活指導）があり、心理環境因には精神療法の比重が強くなるということになりますが、薬物療法以外の精神療法を行ううえで、精神分析の視点、特に精神分析的発達心理学に基づいたアセスメントを行う必要があります。

精神科医として35年（うち精神科診療所で約15年）の間、神経症圏の不安症や抑うつ状態の患者を診療してきた経験から言えるのが、その症状が強迫性に由来しているということです。強迫性の強い人は精神分析学でいう肛門期葛藤に自分のエネルギーを向ける傾向があり、「～しないといけない」と語りやすく、またそのことにやる気を出そうとする傾向であるといえます。自分の素直な「したい、こうありたい」気持ちよりも、「しないといけない」と他人の顔色をみてしまうのです。

強迫性と親子関係

これには過去の親子関係が影響している場合が多いと私は考えています。息子（娘）はまず親の顔色をみます。親の言うことを聞く子は良い子です。息子（娘）は親からたくさんのものをもらい、親に感謝しています。親子の結びつきは本当に強いものですが、はたしてこれが必ずしも良いことであるのかは疑問です。

精神の病気はさまざまありますが、どの病気の人も実は家族のなかでいちばん親を思う気持ちが強い、という例は珍しくありません。親は、「現実は厳しいから、安定、資格を優先して」という言い方をよくします。抑うつ状態の患者はその親の気持ちに添って、意欲を出そうとしていることが多いです。自分の希望ややりたいことではなく、まず約束や時間、段取り、お金（資格、安定）を優先させるのは強迫的な思考ですが、これらはまさしく子どものときに親から言われてきたものなのです。

親の言うことをよく聞く子とそうでない子という言い方があります。親の言うことを聞いたとき、親は良い子だと褒めてくれます。反対に親の言うことを聞かないと、なぜいつもきちんとしないのだ、と叱られます。自分の気持ちより親の顔色をみて、まず親が褒めるかどうかで行動を決めれば親には良い子だと褒められ、家は安全な場所になるのです。

「言うことを聞く、聞かない」という関係は、大人になってからもあります。例えば職場での人間関係や現在の家族の関係です。上司や夫（妻）など、相手がそう指示していない場合でも、その相手の言うことを聞いておかなければならないと思い込んでいる場合は少なくないと思います。

強迫性「しないといけない」は相手の顔色をうかがう、受け身的な方向です。その逆が自分の「好きなこと」「したいこと」で主体的で能動的なものです。「しないといけない」と「したい」は対をなし、「しないといけない」が強ければ強いほど、「したい」がないように思えてきます。

不安症や神経症性うつの患者に「好きなことはない」と言われることを多く経験してきました。好きなことがないはずはない、良くない決めつけがあるのでは、と説明します。そしてそういう患者はたいてい、親や周りの人から、良いよと言われるほうに、合わせようと頑張っています。そのため自分自身に自信がないということになっています。

患者は、よく「嫌ではない」と言います。「嫌ではないから」と相手の言われたことに合わせて頑張ります。「では、好きなことは」と聞くと、「自分の好きなことはない」と言うことが多いのです。

口唇期・肛門期・エディプス期

精神・性的発達論（精神分析的発達心理学）による発達の諸段階を説明します。
エディプス期の葛藤から肛門期に退行して、「強迫性」が生じます。

●口唇期

口唇期は生後0～18カ月の期間を指します。乳児の最初の快感、また攻撃性も、口唇帯と呼ばれる領域から引きだされます。

口唇期において最も重要なのは、自分あるいは他者に対する基本的信頼を得ることです。

母親が乳児を抱っこする姿をイメージすると分かりやすいと思います。乳児は安心しきった顔で母親に抱かれ、母親はその顔を見て幸せな顔になります。この相互的な信頼関係が、人間の精神発達の基本となります。

です。

●肛門期

肛門期というのは、エディプス期と同じように、机上の空論のように思われやすいです。

私自身、精神分析を学び始めた頃はそう思っていました。

フロイトによる「肛門期の欲動転換」という図があるのですが、それには大便の派生物が贈り物、金銭とあります。

まず、子どもは1歳から3歳までのトイレットトレーニングの時期で、どういう経験をするかを考えます。その経験とは「大便を母親に贈る」というものです。親にとって良い時期と場所に立派な便を母親に贈り、母親の喜ぶ顔をみたときの誇らしげな気持ちが原点になっていて、毎日の排便の習慣でそれとは意識しませんが、「快便」の気持ちの由来はその時期しか思い当たらないと考えます。

それとは逆に、大便をしてはいけない場所にしたくなるときに感じる、あのつらい気持ちは幼児期に体験した親の怖い顔が自分の中に存在していることから生じます。

強迫神経症の発現は、精神分析理論では肛門期という発達段階への固着と退行によるものとされています。強迫的な人はほぼ共通して、まず「きちんと、ちゃんと、できたかどうか」と口にします。ちょうど肛門期の頃から、それまで泣いて手がかかって仕方がなかった子が、手のかからない良い子になった——。摂食障害やひきこもりの子どもをもつ親が、そう振り返ることが多いのです。

親の言うことをきちんと聞いて、親の喜んだ顔をみるのは子どもにとってうれしいものです。そのときに親がよく頑張ったと褒めるのは、親の言うことによく我慢して従ったということです。この子ども時代のやりとりは、大人になっても反復されます。我慢、きちんと、ちゃんと、こうあるべきをできたか……。こうした思考を「自分の中で」無意識的にしている患者がとても多いのです。

肛門期における便の保持と排出を巡る葛藤のことを肛門期葛藤といいます。

幼児の自我は、便を出したいときに出すという欲動の満足をとるか、あるいは母親の示す規範をとるか、二者択一を迫られます。後者を選べば、便は自分の出したいときよりまず母親の喜ぶ時間と場所で排便するという行動をとります。そうすると母親からは、良い子だねと愛情を受けることになるのです。この二者択一を迫るということは、幼児の「自分がする、自分でする」といった自律性への渇望の高まり対、母親が行う社会的規範との折り合いをつけるための躾、の図式となります。

この肛門期葛藤は幼児と母親の二者関係の葛藤です。できるできない、良いか悪いか……。これは大人になっても、思考の癖としてよくみられるものです。「自分の中」で親とのやりとりを重ね、言うことを聞くか聞かないかを反復しています。「親の言うことを聞かないと危ない」「言うことを聞いておけば間違いない」などです。

やりたいかやりたくないか、を語る前に、できるかできないかが先に出るのが強迫的な人の特徴です。強迫性の方向は、親に褒められるかどうかなので、できるかどうかが先に出やすいのです。「できる」ように頑張り、「できない」自分を責める、その強迫的な反復を繰り返します。いつまで経っても親子関係に基づく思考は不自由です。できるかどうかをまず考えるということは、自分の可能性を限定することになります。

●エディプス期

エディプス期は、2歳半から6歳までの第3の発達段階です。

エディプスコンプレックスとは、精神分析辞典から引用すると「子どもは異性の親との性的な結合を夢みて、同性の親が死んでいなくなることを願う」とあります。これだけを見ると、拒絶反応を示す人は多いと思います。専門家の間でも異論反論が多い概念です。分かりやすく説明を試みます。子どもは父親や母親に対して異性としての葛藤をもちます。異性の親への欲動は近親相姦タブーから無意識に抑圧されています。口唇期・肛門期では母子による二者関係でしたが、エディプス期では父親が入った三者関係になることが理解のポイントです。

息子からすれば、母親が一番であり、母親を父親から奪いたい欲動が出ることが自然です。娘の場合であれば、「大きくなったらパパと結婚する」というほほえましい光景があります。〝イチャイチャしていい〟環境であれば、子どもは幸せであり親も報われます。一方で両親が不安定だと子どもは葛藤を抱えるのです。

小さいときはほほえましい光景が、思春期だと問題（エディプス葛藤の再燃）になります。幼児期のように手がかかることはなくなりますが、親がいつまでも子どもと向き合っていると、親にはそのつもりはなくても異性として子どもと向き合うことになりかねません。

例えば思春期に父親が娘にマッサージを頼む、母親が父親の愚痴を息子に聞かすといった言動があるとします。親からすると、それくらい何が悪いのかという行為が、マッサージを頼まれた娘からすると「母親がいるのにそんなことをしていいのか」という感情を抱きます。そしてそんな気持ちが言葉にならず無意識的に症状として現れてしまうのです。また母親から父親の愚痴を聞かされた息子は、「夫婦の問題なのになぜ自分に話すのか」という感情を抱くのは当然ですが、多くの場合、母親への不満は抑圧されるか打ち消されています。

エディプス葛藤、子からみた三角関係、近親相姦タブー

まず息子にとって母親は最初に出会う女性で、自分を愛してくれるのが前提の女性です。ここまでは通常の母子関係ですが、毎日近くにいる母親が、息子にとっては寂しそうにみえたとします。父親は帰りが遅く、帰ってきても不機嫌であり、母親も楽しそうには見えず、母親は息子に父親のことを頼れないとよく言っています。

こういった状況では、息子は、大事な母親を守りたいと思います。すなわち自分が、父親の代わりの立場になろうと思うのです。そしてこれは同時に葛藤を生みます。

父親の代わりになれたとしても、あくまで子どもとしてであり、異性としてではありません。異性として男性として向き合えば、まさしく近親相姦です。近親相姦の願望は

常にあり同時に抑圧されています。これは近親相姦タブーがあるから当然のことです。当然ですから、父親の代わりができないとなると子どものままでいるしかないと考えます（退行、子ども返り）。幼児のように、朝起こされないと起きないような行動をしながら親に暴言を吐くのは、子どもからすると無意識ながら、近親相姦願望をほかのもの、子ども返りか攻撃性に変えるしかない状況があるのです。そして子どもが子どものままでいようとするこの状況は、男性は男性的に、女性は女性的になろうとしないことと同時に起きます。そうしないと近親相姦願望が現実味を増すからです。これらはすべて無意識に抑圧されています。近親相姦願望なんてあってはならないことを思ってしまうのですから当然です。さらに無意識的罪悪感も生まれます。子どもが子どものままでいることを喜ぶような動きをするのですから母親も母親です。

母親と息子の距離が近いのを放置しているので父親にも問題があります。そして決まって夫婦仲が親密でないという問題があるのです。

プレエディプスという言葉がありますが、それは母親と子どもの二者関係を問題とします。精神分析を学び始めた頃の私は、二者関係の問題に視点がいきがちでした。

しかし実際は本人と母親との関係以外に、父親との関係がどうなっているかはとても大事なことです。父親不在、あるいはそれに相当する関係である家族は多く、症状を出している患者自身が、その関係に触れてほしくないと思えるような状態であることも多いです。そして、三者関係が大事とは言いつつも、二者関係すなわち母子関係をまず大事な問題と強調するような理論が多いこともあります。

私が伝えたいポイントは、子どもにとって親は両方が重要で、その三者関係で問題をみることが大事だということです。

エディプスコンプレックスと摂食障害

摂食障害には「拒食」と「過食」という両極端の症状があり、男性よりも女性に多く発症するのが特徴的です。主症状は痩せ願望や肥満恐怖とされますが、無月経、成熟拒否、女性性の拒否などの症状を伴うこともあります。これらの症状は、女性である母親との対立を思わせるものがあります。

臨床経験では、母親によると、娘は発症前までは手のかからない子であった、そして母親の相談役であったと聞くことが少なからずあります。これは娘からすると、いつまでも相談役ではいられない、なんて親なんだ、などの攻撃的な気持ちをもちますが、言葉ではそうはいえません。また、母親には夫であり、娘からみれば父親がいます。娘の気持ちからは親である父親に気に入られたいのが自然です。しかし父親は異性です。父親と仲が良くないようにみえる母親がいながら、父親に気に入られたら母親はどう思うだろう。このような家族背景をみていくと患者である娘は、女性的でないことが、この家族では都合が良いと感じます。少なくとも娘からはそうみえるのです。患者の話や、家族の話を聞いていて、そのように感じた経験が多いです。

母娘の対立、その理解には、父親の存在をみることが大事です。娘と母親、そして父親、この三角関係があり、三角関係での葛藤、つまりエディプスコンプレックスがあります。エディプスコンプレックスが強過ぎるために肛門期に退行し、それゆえに強迫的な症状を出していることが多いのです。

女性的であろうとしないことと強迫的であることは関係しあっていて、親に向き合うことで生じます。そして親に向き合ったままでは症状は改善されません。これは親の側からみれば、無意識のうちに親としてのやりがいを持続させていることになり、子どもの視点ではこれも無意識ですが親孝行であります。母親を寂しくさせないために無意識に女性的でない症状を持続させている、そう思える動きを患者はしているということを経験します。

「無月経、成熟拒否、女性性の拒否」、これは症状を通して、母親のような女性になりたくない、と言っているようです。患者は無意識で、言葉で語ることは少ないのですが、症状からみられるのは、母親との対立があります。

そして経験上、母娘の共依存関係が続く場合が多いとされています。娘にとっては当然、母親だけでなく父親も重要人物です。しかしその当然であるはずの「父親が重要だ」という方向に欲動を向けることが、摂食障害をもつ患者にとっては困難であることが多いのです。さらに母親からみればいつまでも従順な良い子どもであってほしいという願望があり、娘はその願望を敏感に感じ取ります。これが母娘関係に根強くあるのです。そのため娘は女性として生きることに対する不安をもちます。

ある過食症の患者が、自分の気持ちを言葉で少しずつ言えるようになってきたときに、「今まで（母親への）怒りを感じたことがなかった」と言いました。しかし私が、自分の感情を大事にして良いと説明したところ、その後の経過で「母親に言い返せなくて食べ過ぎていたと思う」と振り返ることができたのです。

このことを理解するのに精神分析学の防衛機制の考え方が役に立ちます。「相手への攻撃性が自分に向きを変える」という考え方です。つまり、母親への怒り（攻撃性）を良くない感情として抑えようとするものの、抑えきれない感情は自分に向きを変えて自分を攻撃する、その表現としての症状が過食だったということです。

世話役心性

10年以上前に診察した摂食障害の患者の母親がこう言いました。

「この子はよく泣いて手がかかる子でしたが、ある時期から手がかからなくなりました。小学生の頃からか、私の相談をよく聞いてくれるようになったのです。摂食障害の症状が出たのは中学2年ですが、最初の異変は小学4年の頃でした。心因性の難聴を患ったのです」

この母親が言った「子どもの手がかからなくなり、相談を聞いてくれる」というのは、子どもでありながら大人であり、世話役をしていることになります。しかし、それはもうやめたい、親の相談は聞きたくない、と訴えるかのように難聴という症状となって現れていたと考えられます。もちろん、子どもも親もそうは思っていないのですが、だからこそ無意識に症状で表現するのです。

子どものことで大変な思いをしている親は、そのことで自分の夫婦の問題をみないで済むという側面があります。

自分の夫婦の問題をみないで済む親は、子どもの面倒をみるかいが出ます。そして「子どもはいつまでも子どもだから」と言います。そういう親の視点からみると、子どもは治らないほうが親にとって都合が良いのです。

親の世話役である子どもは、親が褒める間でしか自信がつきません。そのため早ければ小学生から症状が出るケースもあります。

エディプスコンプレックスとひきこもり

息子の場合のエディプスコンプレックスについて、ひきこもりを例にして説明します。

息子は精神発達の途中では、母親をまず一番の重要人物とみます。娘の場合と同様、まず母親から産まれてくるという意味でも、そのこと自体に異論はないと思います。しかし、思春期以降もずっと母親が一番となれば、いわゆるマザコンで「それは違うだろう」と思われるでしょう。

しかし息子から見て、母親が父親と不仲か、もしくはそれに相当する関係にあり、母親が寂しそうに見えた場合、母親以外の女性に惹かれることは母親を寂しくさせるという思いになりやすいのです。そのような場合、母親からも「寂しい」という気持ちを伝えていることが多いです。すると息子からは、母親を守る騎士であろうとする動機が生じます。これは子ども時代であれば「かわいい」と言われる光景でした。それが思春期以降においても起きていれば、家庭内の騎士でいることは、ひきこもりに向かう理由になります。

去勢不安

ここで重要なのが、父親の存在です。精神分析では去勢不安という、エディプスコンプレックスと関連した概念があります。

息子の立場でみてみると、母親を愛する方向に進むうえで妨害になるのは父親という存在です。母親を愛したら父親から「男でなくなるぞ」と脅かされ、去勢される不安を感じます。

つまり、母親から寂しいと言われ母親の騎士であることは、父親から常に脅される不安を抱くことになるのです。言い換えれば男性的な方向に歩み出せない、ということになります。この「去勢される」という不安からも、ひきこもり傾向は生まれます。

治療的なとらえ方でみると、息子からみて母親は父親を頼っている、あるいは両親の問題は両親が解決する、自分には関係がない、と思えたら、息子はひきこもる理由がなくなるのです。


私が実際に経験した例として次のようなものがあります。

息子は父親の代わりに母親を心配し、母親は父親には頼れないと言いながら息子に頼っています。息子はひきこもりやそれに相当する症状を出していますが、母親にとっては息子が家庭の外に向かない分、それは自分の側にいることになるので、息子の症状を心配する発言を常にしながら、実は成長する方向も同時に心配しているのです。成長することは希望であると同時に危険を伴うため、親からすれば心配するのは当然です。

過保護だと思える親の態度は、息子が症状を出すと逆に強まり、それがまた息子の子ども返りのひきこもり症状を強めるという悪循環となるのです。

これが父親不在か、それに相当する環境で続いていきます。

去勢不安と肛門期退行

この去勢不安が強まると、エディプス期の前の発達段階である肛門期に退行しやすくなるのです。肛門期に退行するということは、強迫的になるということです。

強迫的になると、一人前の男性や女性の方向に向かって成長するために親以外から良いものを取り入れようとする動きをせずに、何よりも一人で頑張ろうとする傾向にあります。自分の中の親の声に従おうとする動きを最優先に選ぶのです。親の言うことを聞かなかった自分を「できない子」と決めつけ、親以外の大事な人物である彼女（妻）や彼（夫）に対して心を開けず、一人芝居のように自分を責めている状態があります。

人間には本来、親以外の異性を意識した、男女の気持ちをもつほうへと成長しようとする動きがあります。しかし退行すると親の顔色を優先する子どもの気持ちに逆戻りしてしまいます。つまり、基本は伸びていく力がありながら退行しているのです。希望をもって良いという事実を患者が見逃さないためにも退行という考え方は有効です。摂食障害やひきこもり、あるいは自傷行為など、一見して重い状態でも、退行してそこにとどまっているだけ、出口がないように思っているだけのケースが多いです。

不安症

不安症（不安障害）では何が問題かというと、不安にとらわれることです。不安そのものは、あって自然なもので、不安があるからこそ危険から身を守ることができます。ただ、不安ばかりにとらわれると仕事に行けなくなる、仲間に会えなくなる、さらには自宅から出られない症状まで生じます。

不安へのとらわれが問題となることについて、よく家から出かける前の天気を例に挙げて説明します。不安で天気を気にするときには、曇った空の、雲一つまで気になります。「雨が降る前の兆しでは」などと不安を感じます。曇りから雨になるかもしれないし、さらには嵐になるかもしれません。不安が高まると、たとえ傘があったとしても足りなく思えてきます。傘があっても雨に濡れるのではないか、ただの雨でなく風まで強く吹いたらどうすればいいのだと感じてしまうのです。

【症例】

30代女性　パニック症を伴う不安症

この女性は、狭い場所や閉じられた空間、人混みが怖いことで外出範囲が限られていました。しかし通院を継続し症状が少しずつ改善していく経過のなかで、好きなアーティストのコンサートに行くことができるようになりました。そのコンサートは野球場で開催され、たくさんの人々が一堂に会していました。コンサートに参加した女性は、「やはり行くまでは不安はあったが行ってみると良かった、楽しかった」と話していました。

彼女に限らず不安症の人は「行くまでの不安」を重視し、それらがふくらんでいきますが、「行ってみると良かった」という体験を繰り返すことで治っていきます。

社交不安（社会不安）症について

社交不安症は、不安症やパニック症と親戚関係にある病気です。それぞれの症状がある場合（合併）が多いことや、私が説明する強迫性（親子関係の枠に気持ちがいきやすい傾向）をもっている場合が多いからです。

社交不安とは、他人から変にみられることに不安や恐れに感じやすいことと、その不安や恐れを回避する状況が続いていることで診断します。昔からいわれる「対人恐怖」に相当します。

対人恐怖、他者が怖い、この状況は、親子関係の、子どもが親の顔色を気にする強迫的な状況と理解すると、診断や治療に役立つことを経験してきました。

他人にどうみられるか、上司にどうみられるか、会議で、あるいは会席で、緊張して手が震えたら、声が震えたらどうしたらいいか、これらは社交不安の症状ですが、まるでこれは親に怒られたらどうするか、ちゃんと言いつけどおりにできるかどうかという、子どもが親の顔色をみる状況と似ているのです。

強迫性、親子関係の視点からは、社交不安という病名よりは社会不安のほうが、患者に説明しやすいと思います。つまり親子関係の枠から、社会に出る不安といえます。親子関係の枠、自分の家から出る不安、身内より社会（恋愛や好きな仕事）を選ぶ不安といえます。

他人からどうみられるかの他人とはたいてい、好きな異性とか、好きな上司のことをいっているのではなく、自分にとって大事ではないはずの異性であったり、嫌いな上司のことであったりするのですが、そういう相手に対しどうみられるかで不安緊張が高まるのです。好きな異性の前で震えるなら恋愛の歌の歌詞に出てくる状況であり、眠れない思いも幸せであるのですが、社会不安症の場合、目的がないかのようになっていて、大事でないはずの他人がまるで大好きな人かのような動きをしてしまいます。そして不安、緊張、動悸など症状が出たらどう思われるかと、その場面を避けたくなるのです。

パニック症、閉所恐怖

不安障害の症状で、パニック発作は併発しやすいものです。そしてそのパニック発作が起きやすい状況というのは、たいてい決まっています。それは電車や美容院、歯医者など、ある閉じられた空間でじっとしておく必要のあるような状況です。

患者の話を聞いていると、そういう状況を恐れているときは多くの場合、生活の問題を親子関係にみています。例えば、結婚していても、相談相手の対象は夫や妻よりも、実家の親や兄弟であることが多く、あるいはまた相談相手はいないと言い、一人で解決しようとしています。

パニック発作の症状は、まるで、親子関係の、閉じられた空間に押し込められたら苦しくなるという患者の気持ちが表面化したものではと思われることが多く、そう患者に説明し同意を得る、そういう臨床経験を重ねてきました。

患者がかつて語った言葉で、「親元は居心地が良い。しかし希望がない。親から離れるのは不安、しかし同時にその不安は希望の方向でもある」というものがあります。閉じられた空間、じっとしておかないといけない状況下、それは子どものときには居心地の良い空間でもありました。その居心地の良い空間である親元から離れ、親に代わる対象として恋愛や仕事の方向をみるということは、自由でいいはずですが、患者は普段その方向でみていなくて、そういう空間から出たいけれど怖い、とパニック症状で表面化していると思われるケースを経験してきました。

パニック症のなかでも閉所恐怖に悩む人は実に多いです。例えば、電車や飛行機に乗っての移動や、美容院、歯科医での治療など、狭く閉じられた空間では息苦しさなどの症状が出て、それが不安恐怖の対象となり、それを回避した生活を送る傾向があります。

日々の臨床でよくみられる特徴の1つ目は、閉所恐怖での恐怖対象は、「目的本位」でいう「目的」でなく、手段に相当するものである、ということです。しかし閉所恐怖では、その手段に過ぎないはずのものが、最大の関心事になっています。健康に過ごせている私たちが通常大事と思うことは、電車や飛行機に乗ることそのものではなく、電車や飛行機を使っていく行先で、そこで何をするか、というものです。しかし、閉所恐怖の場合は、行先で何をするのかがさして大事ではないかのように、電車や飛行機に乗ること自体が最重要に語られるのです。

閉所恐怖症の人の多くが、そうはいってもやはり、と手段に過ぎないはずの対象を恐怖として、「目的」となる仕事や仲間との楽しみなどの希望の方向をみずに、それを回避してしまっています。

2つ目の特徴は、閉所恐怖症の人の多くが強迫的であり、親子関係に注意が向いていることです。親子関係という枠こそがまさしく閉所であり、その閉塞感から脱出したいと言わんばかりに症状が出ていると思われることが多いです。親子関係の枠の中にいる、つまり、いつまでも娘や息子の立場で自分の気持ちをみることは、親元にいるという安心感はあるものの、同時に希望がなく、閉塞感が生じます。閉所恐怖症の人の家族関係や生活状況をみていると、症状がまさしく「閉じられた空間では苦しい」というような状況であると思われることが多いです。

健康に過ごしている人も、閉所を好まない人が多いと思います。しかし閉所は好まないものの健康に過ごせているのは、まず閉所のことを常に意識していないことが大きいです。さらに閉所に行くときは、その閉所の場所そのものよりも、閉所を利用する目的を第一に意識していて、それによって不安にとらわれることなく、閉所を使えているのだと考えています。

【症例】

40代　男性

営業職のこの男性は、電車などの狭く閉ざされた空間での不安恐怖があり、通勤時には必要に応じて安定剤の頓服を必要としていました。ある日の診察時に「個室に入ることが増えて困りました」と言い、その後も「個室に入ることが怖い」と何度も繰り返していました。

そこで私は男性に対して、仕事の内容や目的について質問し、「その空間にはどういう目的で集まるのか、そこに目を向けてみると空間の狭さはさほど気にならなくなります」と伝えました。すると男性は「そう思うようにします」と答え、その後の症状は少しずつ改善されていきました。

安全・安定・普通でいたい

強迫的であると、安全、安定をまず優先に考えます。そして、これからどうなりたいかと聞くと「普通でいたい」と言うことが実に多いです。

例えば、学校や仕事は家から近いという理由で選びます。明確な夢や目標はなく、好きなことはない、もしくは漠然としていて、安定した仕事に就きたいと考えています。一見とても普通の感覚のように思えます。もちろん家の近くを選んでもいいし、安定した仕事に就きたいのは誰しも同じですが、それが自分の「どうなりたいか」よりも優先されることが問題なのです。

恋愛についていえば、恋愛をしなくてもいい、あるいは彼氏はいて仲は良いが相談はしない、深い話はしない、親密ではない関係が良いと考えるのです。夫婦でもこのような「仲は良いが相談はしない」といった関係性の人たちがたくさんいると思いますが、喧嘩をせず仲の良い安定したようにみえる夫婦関係は、実は不満がたまっていて症状の要因となることが多いのです。

不満の理由は、自分にとって安定を目指す思考が、お互いに分かってもらえないと感じていることがよく見られる傾向です。夫は仕事の愚痴を家庭で言わないことが家庭の安定のためであると考え、妻は家事や育児を一人で頑張ることが安定のためであると考えます。お互いに思ったことを言わず安定を優先すると、褒めてもらいたい相手は夫（妻）でなく、自身の親になっていきます。こうして夫婦間ではお互いに素直に褒めることができず、不満の要因になっていくのです。

不安うつ状態などの症状が見られているときは、このような「安全、安定」が優先されている思考が強いのです。普通でいたいために、真面目にやるべきことをやっておこうと頑張っていても、その頑張りがきかなくなり、症状を出した結果、学校に行けない、仕事に行けない、という状態となっていることが多いです。子どものときは親の言いつけをしっかり守っていれば、親は良い子だと褒めてくれました。親を心配させないためには、普通でいて、安定した道を選ぶのが何より大事となります。しかし、普通で安定した道とはいったいどんな道でしょう。

生活の安定がいちばん大切だと言う人は多いです。不景気で生きづらい現実は確かにありますが、安定した収入や生活を一番とするとやる気が続かず悪循環に陥ります。安定を一番にするということは我慢を一番にするということで、何のための我慢かは二の次ということですから、やる気が出ないのです。これは恋愛を例にしてみると同意を得ることが多いです。

例えば好きな人がいたとします。声を掛けたら冷たくされるかもしれないので黙っているほうが安全です。しかしそれは、相手と親しくなるチャンスを逃すという側面があります。この「チャンスを逃したくない」という思いを重視すると意欲が出ます。逆に不安と安全重視から声を掛けないのは、そのときは楽ですが声を掛けなかったことで、その後さらに声を掛けづらくなるといった不安の悪循環に陥っていくのです。

「安全、安定、普通でいたい」という思いは、意欲が出なくて、仕事が続かないといった不安定な状態を生みだすのです。

【症例】

20代　男性　神経症性うつ　洗浄強迫

コロナ禍におけるメディアの情報過多により、うつ状態と強迫症状が出て来院したこの男性は、幼い頃から真面目で完璧主義でした。好きだからではなくつぶしがきくからという理由で進学先を選び、卒業後は「嫌いではない」「福利厚生が良い」「家から近い」などを理由に就職先を選んでいました。

何度目かの診察で男性は「新年の目標をもとうと思ってからやる気が出なくなった」

と話しました。「目標」は「しないといけないこと」であり、「したいことは」考えたことがなかったのです。私は診察で「しないといけない」の我慢よりも「したい」の好きを優先するよう話し同意を得ました。その後も男性には「しないといけないこと」よりも自分の好きな「したい」を優先する援助を繰り返しました。

時間・約束

強迫的であるために時間や約束を優先する思考はよくみられます。時間、約束、それはとても大事ですが、優先され過ぎると不安障害やうつ状態が生じ、逆に時間に間に合わない、約束に遅れるなどといった状況に陥ります。

例えば好きな人に会いたいと思うとき、「好きな人に会いたい」が意識のいちばん上にある場合は時間に間に合います。しかしそこで、「とにかく遅れてはいけない」「約束が大事」といった意識が優先されると、肝心な恋愛のエネルギーが低下し、「好きな人が好きでなかったかもしれない」「会うのが面倒だ」という気持ちになってしまいます。

実際に臨床の場面では「『きちんとすること』が楽しいこと」「スケジュールどおりに

行動することで達成感を得られる」と話す患者は多くいます。

自己不信

自己不信というのは、自分の感情や思考が信用できないことです。他人を信用できないという症状の背景には、多くの場合、この自己不信があります。

自己不信は「治る病気」で、自分こそおかしい、というのは「思い込み」です。自己不信が生じる原因は、性格傾向と病気の2通りあります。いずれの場合でも、治療的には自己不信が病気だと自覚する必要があります。病気と自覚することによって、自己不信から生じる自傷行為にブレーキが掛かります。そして、「治る病気」と自覚することによって治しやすくなるのです。

自己不信になっているときは（誰が言っても）自分は劣っている、迷惑を掛けている、さらには好きな職業選択や恋愛相手への希望をもてる自分ではない、と思っています。そんな気持ちに支配されるときは、薬を使い休むことが重要です。そしてそのつらい思いは、誰が言ってもそうなのか、自分の中で決めつけた思いではないか、それらを話し合って病気として治していくのです。決して治らない病気ではなく、それが性格であったとしても「思考の癖」であるため治していけると心掛けることが重要なのです。

自己不信になる理由は、小さいときから周りの大人にかなり従順であり、そのために思考の癖として身についた場合が多いです。つまり周りに従順であるということは、自分が後回しの状況であり、後回しゆえに、自分は価値がない、という「思い込み」の積み重ねが起きています。

あるとき、患者が3歳くらいの子どもを連れていました。診察終了時、子どもは自身の背丈よりも高い位置にノブのある診察室のドアを、自分で開けると親に甘えました。小さい子どもが「自分でさせて」と親に言う場面はとてもほほえましいものですが、そういうときは親のほうもまた子どもの態度をほほえましく思っているものです。そういう状況では、子どもは自己不信にはならないのです。

しかしその逆の場合もよくみられます。つまり、子どもが親に遠慮しておとなしくしている場面です。親が自分に余裕がないとき、子どもは自分でしたいことより親が困らないことを優先しおとなしく振る舞います。小さいときはよく泣いて手がかかった子が、幼稚園くらいからおとなしくなって小学生からは親の相談を受けるようになり、小学生高学年くらいから自己不信の症状が出てきたという例があります。

たとえ家庭環境に理由があったとしても、それだけを理由に自分が信用できないと思うことはとてもつらいものです。小さな子どもが興味をもって「自分でしたい」と言って動くように、自分の感情に素直になりそれに従い動くことは、大人にとってもたいへん重要です。自己不信が修正され、自信を感じる時期がくると期待できます。

自分は後回し・我慢をすること

子どものとき、我慢をしたら親に良い子だと褒められたと思います。親からみて、おとなしくて手のかからない子は良い子です。親が喜ぶように振る舞う、「我慢が先」の思考の癖は、小さい頃の「そのほうが良い」という体験から身についたものだということです。

自分より他者を優先しようとするので自己評価は低い傾向にあります。そのため慢性のうつ、気分変調症の診断基準をみたす症状を示しやすいのです。

我慢が先だと、何を我慢したかが分からなくなります。「我慢が先」の思考の癖のある強迫的な人は、自分がどうしたいかが分からず、遠慮は良いことと思っていて、周りへ配慮ばかりしていて自分のほうを向いていないのです。

過去の親子関係に由来していることが多く、不仲であると感じている両親の間で自分の気持ちをそのまま出したら、両親に迷惑をかけると感じています。兄弟姉妹がいればなおのことその傾向は強く、むしろ親兄弟に尽くしたら良いことがあるととらえがちです。これはエディプス葛藤が強いために肛門期に退行しているのです。

昨今介護うつが話題になりやすいですが、親が亡くなるのは悲しいことではあります。しかし親の介護を理由に自分の仕事や結婚を後回しにしてしまうことは、もっと悲しいことではないかと思うのです。

またコロナ禍では、感染防止のためにまず我慢です。感染防止が一番になってしまうことで、自粛による弊害（運動不足、不規則な生活によるフレイルやうつの問題）を話し合う必要性が生じています。入院した、あるいは施設に入った家族との面会禁止は続き、リモートでのコミュニケーションが増えて恋愛のハードルが高くなっています。何のためか分からないまま我慢を続けていて、本来の幸せから離れていっているのではないかと危惧しています。

人間関係を理由に仕事を辞めたくなる

会社の上司との人間関係で悩むときに、怒られるかどうかが優先される思考は、親に怒られるかどうかの親子関係、強迫的な思考に基づくものです。上司からは自分にはない良いものを聞いて学べばいいものを、往々にして上司の顔色を気にし過ぎてしまい、仕事上の相手の顔色を見ていません。

仕事の場合、良好な人間関係を築くのは一番の目的ではないと思いますが、強迫的な思考では、それが一番の問題であるかのように感じてしまっています。例えば、上司の厳しい言い方、会議の緊張、雑談にうまく入れないなどの悩みを抱え、不安や動悸、嘔気などの症状が出て、ついには辞めたいと思ってしまいます。

目上の人、上司との関係は親子関係的にみやすく、実際よりも怒られたと感じ委縮するという状況が多いです。上司から言われたことは、健康的には「上司だからその分、自分の知らないことを知っていて、できないことができるだろう」だから、「怒られた」より「良いことを聞いた」でいいのです。

よく経験するのは「嫌いではない」で選んだ仕事で、「嫌いな上司」や職場環境のことばかり語られることです。動きとしては、まるで嫌いなはずの上司が大好きで、そのことばかり考えているようで、それでは本当に好きな相手が横を通っても見逃してしまう状況があるのです。

親子関係では、どんな親でも、どうしても存在が気になるように、職場環境や人間関係が気になると、どうしても最大関心事のようになって、症状が出ることになります。これらは神経症性うつや適応障害と診断される状態で、よく見られます。

理解のために「適応障害」を説明します。適応障害と診断できるとき、適応能力自体は下がっていません。しかしその能力を、周りに合わせようと、環境に向け過ぎているのです。自分のやりたいことよりも、環境に合わせることに向ければ、やる気が出ないことから抑うつ状態になる、そういう状態を適応障害といいます。

べき思考

「べき思考」という表現は、認知療法ではよく使われるようですが、精神分析学ではあまり使われません。私は日常的によく出会う患者の「べき思考」を、強迫性で理解することで、臨床に役立てています。

「べき思考」は言葉どおり、「～すべき」がまず優先される思考の癖のことです。「～すべき」のほかには「～しないといけない」などの思考が優先されます。

べき思考が強いと、欲を表現する「～したい」が分からなくなります。その一方で、学校に行きたくない、職場を辞めたいといったネガティブな「～したい」は、はっきりと語られます。

べき思考は、精神分析では、超自我に相当するものではないかと、私は日常の臨床経験から考えています。超自我は両親との同一化から形成されます。

つまり、べき思考が強いとき、親がかつて自分に言った「きちんと、こうあるべき」の思いで頑張っています。親は「どうしたいの？」と聞くよりは、「きちんとちゃんとしなさい」と子どもに対応してきました。そしてその子どもが親と同一化し、自分の中に取り入れた親は、実際の親より懲罰的なことが多いです。

「約束はきちんと守るべきだ」「計画はきちんと立てておかないと駄目」「段取りをしっかりと」そういう声が聞こえてきませんか。

主婦であれば、家の用事よりも、夫と過ごす時間をどうしたいかという方向にやる気を出すことが健康的です。しかし、家の用事をきちんとすることがまずは先に来るために、やる気が出ない、うつ状態となり、（夫とどう過ごしたいかのやる気は意識に上らずに）夫婦関係が悪くみえていた、と経験することが多いです。

例えば家事育児をまず「すべき」思考としてやる気を出しては続きません。「家事をしないといけない」という思考は親を向いていて、「汚くてもいいから」と夫に言われても、その言葉は聞き流して家事に意欲を出してしまうのです。

［第3章］

過去の親子関係にとらわれず現在へと視点を向ける精神療法の視点からみる健康的な親離れのすすめ

親から愛されること（自分の中の親）

胎児のときから親に愛された経験が、その人のその後の物事のとらえ方の基本になります。実際の親より厳しい親と、保護的な親が、常に自分の中にいます。

実際より厳しい親と保護的な親とが、常に自分の中にあって、現実の親は離れて住んでいても、また亡くなっていたとしても、親は常に自分の中にいます。

私の精神分析学の師である皆川邦直先生は、自身の論文で「乳児は母親を絶対的に必要とするが、母親の乳児を必要とする度合いは相対的なものである」と述べています。そしてさらに「フロイトは『幼児は愛されることはすぐに学ぶが、愛することはなかなか学ばないものである』と述べる」と書いています。

この一文には、臨床経験を増やすたびに振り返るたいへん深い含蓄があります。子どもは親を絶対的に必要とする、だから愛されることはすぐに学ぶのです。愛されることの学びは完全に親次第ともいえます。日々接する30代以上の患者は、親であることが多いですが、自分のことで精一杯、子育ては大変と感じていることが多いです。

一方で、それを子ども側からみれば、「大変だ」と感じている親の顔色を見ていることになります。そして、大変ならなぜ自分を産んだんだという怒りがあったとしても、感じないように抑え込まれているのです。子どもは怒った親の顔に同一化し、歪んだ顔をしてみせます。

この親次第である子どもを見て、親が子育ての大変さよりもやりがい、張り合い、さらには幸せ（絶対的に頼られるなんて、子ども以外ないという視点では幸せ）と感じたら、緊張した親の顔が緩んで笑みが生まれます。すると子どもも笑い、相互的に幸せを感じる良い関係となるのです。

物事にはたいてい、表と裏、2通りの視点があります。親は子どもを望み、妊娠が分かったときには「おめでたい」と感じているはずです。同時に子育ての責任、義務、プレッシャーなどの視点（強迫性）が、子どもがかわいいという気持ちを分からなくさせています。

フロイトは、この状態を「母親は乳児を必要とする度合いは相対的」と指摘しています。しかし子どもにとって親は絶対的です。子どもは言葉にしないものの、胎児のときから親の気持ちを察しています。

不安うつ状態の人に妊娠のことを説明するとき、私は「おめでたいほうを意識してね」とよく言います。おめでたい、願いどおり、幸せ、その視点では不安うつ状態の再発にはつながりません。子育てがうまくいくか、ちゃんとできるかといった責任・義務・プレッシャーで不安うつ状態は再発再燃しやすいのです。

「産まれてきてくれてありがとう。わたしがママよ」

この響きが幸せの基本です。笑顔のママが、赤ちゃんを抱き、よく産まれてきたね、ありがとうと言うのです。親の幸せは赤ちゃんに伝わり、それは赤ちゃんの幸せになります。愛されることの幸せの基本がここにあります。産まれてきていいんだ、歓迎される、喜ばれる、笑う、さすられる、温かい、幸せ、気持ちいい、幸せの基本はこの母子の相互的な関係にあります。幼児期の子どもはかわいいです。肌が気持ちいいです。パパママ、と絶対的な信頼で向かってくる幼児は、親からみると今まで感じたことのない幸せがあるはずです。

親子は抱き合い、イチャイチャして、ベタベタしてよい――。幼児期のスキンシップは親子双方にとって良いものです。それが、うつにならない、生きていく活力（将来大人になっても基本になる活力）、免疫力になります。まさに子どもは目に入れても痛くないということであり、母親と息子、父親と娘が抱き合って寝てもいいのです。

親子の触れ合い

精神分析とは、乳児期の親子の触れ合いがどれだけ大事なのかを研究してきたものです。ここで重要なのが「相互的」という言葉です。つまり、基本的に幼児はかわいい、肌が気持ちいい、そして親が絶対的です。すべて親からの働きかけ方次第で、子どもが親に向かうかどうかは決まります。子育ては大変であるが、そうではない側面もあり、子育ての幸せ感を親は意識に上らせる必要があります。

かわいい幼児から絶対的な愛を向けられる親の幸せ、子育ての大変さが報われる子どもの笑顔があります。そして肌と肌が触れ合うスキンシップです。

異性の親と小学生までは風呂に入る、それを親子が一緒になって喜びます。親子の肌の触れ合いが基本的信頼となり、健康的な異性愛へと進む土台となっていきます。

親は必ず父母両方がいます。片親だけの家庭であっても、子どもからみたら、もう一人の親はどうしているだろう、と思うものです。子どもは言葉では「もう一人の親は気にならない」と言うことが多いですが、気にすると自分がつらくなるため気にならないようにしている、というのが正直なところだと思います。

親が絶対的で育つために、子どもが親をみて親同士が愛し合い望まれて産まれてきたと思えないときには、その親は一例に過ぎないはずなのに、親と同じように、自分には幸せな恋愛はない、自分には子どもはいらない、そうした良くない決めつけをします。それが結果的に未婚や、結婚しても子どもは欲しくないというケースにつながるのです。

初めての子どもに手がかかるのは、親が初めての子どもに戸惑うからです。しかし親子というのは実に相互的で、戸惑う親をみて子どもも戸惑うのです。初めての子どもでなくても、手がかかるほうがあとになって楽だったという話は、精神科医の間では昔からいわれていました。子どもはある時期から手がかからなくなることがあります。それはつまり親を困らせないようにしようという意識が子どもの側にあるからです。これは健康的に良いことではなく、手のかからない子どもが大きくなってから症状が出るというケースも数多いのです。親は子どもと向き合い不安うつになり、子どもは親に向き合って不安うつになります。どこまでいっても「相互的」なのです。

【症例①】
30代女性　社会不安を伴う神経症うつ

その女性は診察で「幼稚園でやりたい放題する娘が嫌」と話していました。その後の診察で、「以前は幼稚園の準備を完璧にやろうとしていましたが、娘のやりたい放題は良いことだと先生が言ってくれたことを支えにしています」と言いました。

その後、彼女はある日の診察で「一緒に片付けができたので次は一人で片付けができないか、とふとそういうスイッチが入ってしまって、それができないと怒ってしまう」と自分のルールを娘に押し付けてしまったと反省していました。人は皆、親からされてきたことを子どもにもしてしまいます。彼女自身がよくなり安定すると、子どもは自然と一人でできるようになります。その後彼女は徐々に症状が改善しています。

【症例②】

慢性のうつ　社会不安　摂食障害の既往

患者は診察で、「子どもと二人きりでいると身構えてしまう」と話していました。「身構えてしまう」とは、どういうことでしょう。患者は自分の子どもに対しても、向き合わないといけないと考え、固くなり、そして気がつくと、「身構え」ています。薬は「まあいいか」と、良い意味の良い加減になる効果があります。そして面接で「身構え」を緩めていく話し合いの治療を続けます。その経過で「子どもがかわいい」という本当の素直な気持ちが言葉になるときがありました。

このように子どもと二人きりで身構える、そのようなことを語る患者はこの症例に限らず出会うことが多いです。治療の初めは子どもと二人きりだと身構えてしまい子どもがかわいく思えなかった人も、治療の経過で変化がみられます。ある患者は言いました。「気がついたことがあるんです、子どもをじっとみていて、あ、子どもはかわいい、と」このような場合、子どもにとって親である患者も、患者自身の親から身構えられたのであろうと思われることも多いです。少なくとも子どもは親をよくみている、親の顔色をみている、親を困らせないようにと動く。動き方はさまざまながら、それが症状の背景にあると思われることが多いです。

良い親子関係の基本とは、親と子が向き合い、肌と肌が触れ合い、何ということなく笑う幼児期の関係です。その基本的信頼（精神分析で、エリクソンという人が使った言葉）を基に、人は成長するのです。そこにデジタルやマスクの介入は邪魔です。マスクは感染防止に必要かもしれません。しかし親と子の良い触れ合いには、マスクは邪魔なのです。またコロナ禍になる前から、小さな子どもが笑っても泣いても、お母さんがスマートフォンをみている光景をよく目にしました。これはとてもつらいことです。

親子関係から離れ、親子以外の、好きな相手を見つけるためにも、デジタル化は良くないと思うのです。スマートフォンやパソコンを使って行われるリモートの関係では、それまでと比べ恋愛のハードルが高くなるのではないかと考えます。逆に、恋愛し、手と手をとりあい、肌と肌が触れ合う関係になりたいと思う気持ちは、日々の活力や意欲をあげるので免疫力を高めると思います。

目的ではなく利便性を重視することで、それだけでもうつ症状が出る傾向にあります。患者はよく追われる、と言います。利便性重視は「追われる」ことになりやすい。追われることは、うつをつくります。

デジタル化を危惧するのはおかしいと言われそうな勢いの時勢ですが、それはいわゆるエビデンス重視の時勢でもあります。しかし親子関係にデジタル化が良くないというエビデンスがないからといって進んでいいのでしょうか。

マスクといい、デジタル化といい、それが良くないというエビデンスはこれからつくられていくと思われます。たいへん怖い実験が行われているように思えてならないのです。

子が親を思う気持ち

まず、父親と母親の二人がいて、子どもからするとどちらかを完全に否定することはできない、という気持ちがあります。そのとおりの気持ちになれないとき、それはどちらかが、相手を否定しているときが多いです。

例えば母親から、父親より息子が良いとか、父親が家にいることが少ないから、娘がいてくれたら寂しくない、とかそういうメッセージが伝わると、父親は駄目な人かと思い、そう思ってしまったことで子どもは自分を責めます。

どんなにひどい親であっても、子どもは自分の親をそこそこ良い親、できればとても良い親だと思いたいのです。

重要なのは、どちらかの親だけが子どもと近過ぎないようにすることだと思います。ひきこもり、そのほかの症状を出している子どもが、実は兄弟姉妹の中でいちばん親を思っているというケースが多いです。その一方で、両親同士がそこそこ仲が良くて、実家に自分の居場所がないと思ったとき、そこからカウンセリングに熱心に通い出し、良くなり始めたというケースもあります。

子どものことをいちばんに思って何が悪いという親を、子どもはどう感じるでしょう。親孝行という言葉は実に誘惑的です。子どもには全員親がいて、全員が息子か娘です。重い病気とみえる人が、実はいちばん親を思い、症状を出して家にひきこもっているということも珍しくありません。

例えば中年男性の人で、妻がいても親に気持ちが向き過ぎて、「介護うつ」になるという患者もいます。つまりいくつになっても人は「子ども」であり、親を思う気持ちが症状の理由になることは少なくないのです。

また親は子どもがいくつになっても、親として子どもをしつけようとする傾向があります。そのため子どもは、いくつになっても強迫的になりやすいと思います。

ここで重要なのが、退行か、発達か、という視点です。退行というのは、いわゆる子ども返りです。「子どもに返る」というのは実は良い意味もあり、実際はそこからさらに成長、発達できる位置にあり、ただ一時的に子どもに返っているだけなのです。

ただ親は、口では子ども返りを心配しながら、実は喜んでいます。子どもの視点からは、そう見えています。これでは、子どもは成長したくてもできません。

さらに子どもにとって重要な点は、片方の親だけを思わなくていいということです。以前、仕事をしない期間が長く、母親と二人暮らしの息子である患者が、母親同伴で診察に来たことがあります。彼は父親と長く会っていなかったのですが、ある日、父親の危篤を知り、遠方まで出かけました。ひきこもっていた彼に変化が出てきたのはその頃からで、少しずつですが働き始めました。

彼には、過去に離婚歴がありました。働き始めた時期を同じくして、中学受験を迎えるようになった彼の子どもが彼に会いたいと連絡をしてきたというエピソードがありました。

彼は、子どもと会うことを繰り返すようになりました。そして1、2年後、彼は定職に就きました。このケースで言いたいことは、やはり片方の親と向き合い過ぎないように、そして「子ども返り」をしているようにみえても、成長する方向を見逃さないことが重要だということです。息子（娘）である前に、親であり、夫（妻）である、その方向がとても大切です。

自分がする、自分でする

あるうつ状態の人が回復する過程のなかで、このような話がありました。

その人は、仕事ができていた頃は他人によく評価されてきたと言います。しかし、どんなに評価されても、それは自信にはつながっておらず、うつを経験し、仕事から随分遠ざかっていました。

風呂に入るのすら苦痛だった状態から、やっと良くなっていくとき、それまでの自分と違う経験をしたのです。まず自分がしたいことをしようとしていました。それは髭を剃る、風呂に入るということでした。そのような些細なことでも、他人に評価されることからでなく、自分がしたいことをする、それで以前は経験したことのない感覚を味わうようになったのです。

そうして仕事も少しずつ始めてみました。周りの評価を最初に考えたりするのではなく、わがままかなと思いつつも、自分がしたい仕事をする。すると意外と、周りもそれでいいと評価してくれ、戸惑ったと言います。この例で説明したいことは、「他人の評価が先でなく、自分の気持ちに従って行う体験が自信になる」ということです。

幼児が食事をする際に、「自分で自分で」と親にせがみます。これは自分でしてみたいのだという自己主張で、親もそうかそうかと受け入れるほほえましい光景です。

健康的な幼児がにこにこと、「自分で」と言い、親もついほほえみます。その逆に、ミルクを嫌がり、よく泣く、手のかかる子には親はついつい顔がきつくなります。よく泣く子は、泣くという自己主張で精一杯で、自分でしたいということをほとんど言っておらず、その機会を逃しています。親も、自分でさせてみようという余裕が手のかかる子どもを前にしてなくなっているのです。

よく泣く子どもにも、親にも、両方言い分がありますが、やはり親の言い分が強いもので、よく泣く子どもは我慢して、小学生になる頃には親の言うことをよく聞く良い子になっているのです。

うつが長引いている人や神経症性のうつと思われる人、また摂食障害の人には、私が説明してきた強迫性の強い人が多いです。そういう人は子どものときからよく我慢してきたのでは、と思われることも多いです。良くなるためには、我慢することをやめて、自分のしたいこと、自分が好きなこと、それを自分でしてみることが大事になります。「失敗が怖い」と言わず、できないのではなく「やっていないだけ」と、踏み出してみることが大事です。

父親不在

父親の不在、あるいは、父親がどう存在しているかは、過去の臨床経験から私にとって重要な視点です。

産まれる前と産まれたあとしばらくは、母親との関係がすべてのように思われます。それは二者関係といわれ、通常二者関係というときは、それは母子関係で、父子関係とはいいません。

精神分析学で言うエディプス期は三者の関係をいい、それまでは父親は前面には登場しません。

産まれる前と産まれたあとしばらくは母子関係が前面には出ていますが、父親の存在は大事だというのが普通ではないでしょうか。母親が自分だけで子どもを育てると言っているのを時々みかけますが、それは通常であれば大変なことです。また子どもはそういう母親に対して、父親はどうしているのかとなかなか聞けませんが、子どもの立場からすると父親はずっと気になる存在です。

子どもにとって父親は、物心がついた頃からずっと重要な存在なのです。親が母親だけだと子どもは苦しくなることが多く、また母親にしても、父親（夫）がいないことは苦しくないかと考えてみても、これも通常であれば苦しいはずです。おそらくこのあたりから、異論が出てくると思います。母親だけの子育ては通常であれば苦しいものです。しかし父親にもよりますよ、と。あの父親はいないほうが良い。あの父親、すなわち母親の夫、あの夫は、頼れない人だからと母親が言うのです。

やはり子どもの立場からすると、どちらかの親を否定するのは苦しいものです。そして、息子と母親の仲が良いのは、昔からいうマザコンです。母親には父親がいるから自分はこの家にいなくていいと思えるかどうかはとても大事です。また、娘と母親の仲が良いのも、最近は、マザコンと言うらしいです。

母親も父親も、親というのは、子どもにとって重要な反面、親孝行という誘惑的な言葉があるように、親は子どもに頼りやすく、子どもにとって苦しい関係があります。この苦しさは、母親も子どもも無意識で、それゆえ症状が現れる理由になります。母親が父親に頼れない、つまり夫婦関係が良くない、だから子どもに頼る、子どもをいつまでも子ども扱いしながら、いなくては困ると頼る、そういう母親を否定できないので、子どもは母親以外に頼りにくいという母子の関係はよくみられます。そのときに、父親という視点は、その苦しさから離れる重要な存在です。

私自身、母子の視点ばかりだったと反省する臨床経験を経て、やはり父親を入れた三者の関係が基本だと、思えば普通のことですが、そういう臨床経験を、分かりやすく書いてみることに努めました。

自己への向き換え

「攻撃性の自己への向き換え」は精神分析で使われるものですが、役に立ちます。

小さいときには、親がすべてです。親に嫌われてはたまらない、という状況があります。ですから、親に腹が立つ、とは思っても、それを意識したり、言葉にしないほうが子どもにとっては良いのです。そこで親に腹が立つ思いは、自分に向きを変えます。つまり自分が悪い、悪いのは自分と思ってしまいます。

親が悪いとするより、そのほうが自分を守れる、それを精神分析では「防衛機制」といいます。「防衛機制」はいくつかあり、その一つが、「自己への向き換え」ですが、その親子の間の「思考の癖」が大人になってもあり、癖であり、「反復」しています。

つまり親子関係の出来事だけでなく、それは学校、友人、職場、恋愛でも、自分を罰するように、過食、うつ、自傷、身体症状、自律神経症状など症状はさまざまに生じます。

職場の人間関係、特に上司との関係は、親子関係と重ねてみやすいです。そんなに頭の中をしめる上司は重要人物ですか、と聞くと、たいてい違います、と言われます。

しかし、とっている行動は、とても大切な相手に対するものにみえます。本来、さほど大事ではない相手への嫌な気持ちを、思ってはいけないと、「自己への向き換え」が起き、症状が出ます。嫌なものは嫌、上司からは、自分にはない良いものだけもらえばいい、良いことを聞いた、それだけでいいです。

恋愛や夫婦関係でも同様のことが起きますが、大きな違いは恋愛や夫婦関係は親子関係から離れる大きなチャンスだということです。親以外の人を確実に好きになった一方で、親と重ねた喧嘩が起きます。喧嘩はつらいが、親とは違う、相手を理解したいという喧嘩の繰り返しであれば、健康的な「親離れ」をしていることになります。

相手が大事、それは親の大事とは質が違います。頼りたい大事な相手だから言いたい、そこから話し始めたら相手への怒りも怒りとして伝わりにくいです（疲労だけの喧嘩にならない）。しかし一番の心配は、どうせ言っても、と黙ることです。大事なことは、「攻撃性の自己への向き換え」という防衛機制が、子ども時代から大人になっても「思考の癖」として反復していますが、仕事、恋愛、つまり「愛することと働くこと」

その方向で、修正可能であるということです。変われる、変わりたいで、希望をみてもらいたいと思います。

「親離れ」について

「相談すること、そのほうが自立なんですね、気が付きませんでした」ある患者が私にそう語りました。

相談相手はいない、相手はいても、言うと相手を困らせるから、相談はしない。家庭では、夫は職場のことは家に持ち込まない、妻は仕事で帰りが遅い夫には子育てのことは相談できないなど、相談をしないという人は多いです。

頑固に頑張るということは、一人で頑張るということになります。一人で頑張る、ということは「自分の中」で頑張る、つまり、自分の中の親に褒められるように頑張るということになります。「一人で頑張る」は自立の方向ではないのです。しかしかなり多くの人が一人で頑張ることが一人前の方向であるかのように頑張り、その結果症状が現れることになっています。

頑固に自分の中で頑張るということは、学びを避けることになります。その場合相手とは、怒る怒られる、従う従わないといった関係になっていて、相手に「すみません」とよく言っても、「良いことを聞いた、ありがとう」と言う関係にはなっていません。頑固でなく、素直に頼る、相談する、ということは、自分の外とやりとりする、心を開く、親密を避けない、学びを得ようとする方向となります。

だから、相談することは、親からの健康的な自立の方向になります。

まず、親との関係に悩むこと自体が良いことです。親、兄弟、親族との関係、それはそれでいい、どうしても大事、あるいは仕方がない、そういうことが多いです。親子仲が良いと聞くと、何だか良い響きがあります。その響きは、子どもが小学生くらいまででしょうか。中学生以上、大人になっても親子仲が良い、それは「親離れ」の視点では良くないことです。

この「親離れ」について誤解されていないか心配なことがあります。それは、物理的に親から離れることが健康的な親離れではない、ということです。時々、症状を出されている人で、親から離れたくて親と距離をとっている、あるいは家を出ている、さらには親から離れるために結婚した、と語る人もいます。この「親離れ」は不健康な方向です。自立ではなく、むしろ退行の方向です。

「親から離れること」が意識の始めにくるということは、それだけエネルギーが、第一に親に向かうということになります。ですから、物理的には離れても、心理的には、「自分の中の」親とのやりとりで行動していることになります。

まず親から離れることが第一ではありません。親以外の相手、頼りたい相手、好きだと思える相手、なりたい職業、好きなこと、やりたいこと、そういった相手や対象に気持ちを向けることが健康的な自立の方向です。

その意味で、頼ることは弱いことではありません。むしろ頼らない、一人で頑張る、抱える、解決する、はそれまでの自分の体験、過去、つまり自分の中の親に頼っている状態です。頑張りは無理がきかず、たびたび「辞めたい」となり、結果、回避行動をとることがよくみられます。

親や環境は、変えようと願っても、相手が変わるまで待たないといけない、それは気が遠くなるようなことです。相手は変わらないのです。特に親や兄弟、身内に相当するものは、歳を重ねても立場は変わりません。子どもが親を介護する立場になっても、親は、子どもは子どもといった態度をとります。子どもは、そんなふうにいつまでも親でいる親が変わることを願っては、いつまでも子どものつらさの繰り返しになります。

親や環境は変わらなくても、自分は変わります。自分と愛する相手は変わることができるのです。

親離れと「友だち」

ここでは親離れにおける友だちの重要性を説明していきます。

親離れのために思春期・青年期では、同年代の同性の友人が必要となります。

友人と好きな強い酒を浴びるほど飲み明かした長い夜友情だけを信じると笑った、寂しげな君の顔

中学くらいまでは友だちの影響もありますが親の影響がどうしても強く、高校に入ると友だちの影響や刺激がますます気になるものの、それでもまだ親の影響が強いです。そして20歳になり、酒を飲んでみたいという欲求をもったとします。しかし親の良い子であろうとする気持ちでは、酒はやめておいたほうが良い、夜は12時を過ぎると早く寝ないといけないと思うのです。

そういうときに、年齢が同じくらいの酒を飲んでいる友だちと、一緒に酒を飲むことで、自分の知らないことを経験している友だちの話を聞くことができます。友だちは自分よりも経験していてよく知っていると思うのに、彼からすると自分の話も面白いようで話が盛り上がり、夜は12時を過ぎ親が心配するようなことをしていますが、友だちと飲み明かすという体験は、親が心配するということより明らかに良いものとなるのです。

これは、思春期・青年期の発達に、友人仲間が大切な役割をする、という説明のために20歳前後の私自身の体験をアレンジして書きました。断っておく必要があると思われるのは、「強い酒を浴びるほど」に目がいくと、アルコール依存ではないか、とか、精神症状ではないか、と思われるかもしれませんが、決してそうではないということです。

好きことは酒を飲むことという患者がいます。そういうときの好きは、本当の好きなこととは違うことが多いのです。一人で飲む酒は悲しい酒、友人や好きな彼女と、楽しい悲しい気持ちを共有しながら、乾杯の酒が良いと説明します。

たとえ親が心配しても、友だちや彼女と過ごす時間がどんなに良いかを理解することが健康的な親離れの方向です。

子どもは親以外の出会い、兄弟親戚身内以外の出会いとして、友人や仲間の存在をみます。親や身内という狭い領域だけを優先的にみているとパニックになります。親以外の存在、視点が必要という点で友人はとても大事です。

もちろん友人は誰でもいいわけではありません。人間関係の問題を優先すると症状を出します。嫌な人は嫌です。友人の苛めについては、相手がひどい、自分は悪くない、とポイントが絞られます。少なくとも症状を出さないという視点で重要なことは、苛めない人、良い刺激となる友人、そのような友人が確実にいる、ということです。お互いの話を聞いて、相談をし合い、友だちのほうをみて、一歩踏み出してみることが大事です。

親離れと「恋愛」「愛すること」

親から離れるためには親に代わる恋愛の対象が必要です。その方向性は、仕事を続けていくうえでも応用がききます。すなわち「愛することと働くこと」が大切です。

人間関係が良いからで職場を選ぶのではなく「どうなりたいか」が先です。人は、どうしても親が気になっています。子どもは産まれてから10年くらいは親が絶対的ですし、親にとっても子育ては大変ですが、子どもにとって親が一番という関係は、親に相当やりがいを与えているはずです。

それが往々にして、親の諸事情で子育ての大変さのほうに親が傾きやすいということがあり、その分、子どもは親の顔色を見て泣くしかなかったり、泣くことがやむと手のかからない子になったりします。

親の立場では、仕事も大変、子育ても大変、しかし子どもにとって親が一番という関係と、産まれてからしばらくの間は、子どもにいくら触れてもいい、触れたほうが良い、その視点が重要です。小さい子の肌は触れたら気持ちが良く、スキンシップができます。子どもと向き合うと親は報われます。

子どもが成長すると、子ども時代に必要だったスキンシップが問題となります。それがエディプスコンプレックスといえます。

しかし成長してからも親離れの方向ではなく、親を思う親孝行の方向に気持ちが強いと、恋愛にもブレーキがかかり、仕事もやりがいより人間関係や安定、親の近くで、などの条件の方向に気持ちが向き、結果、仕事自体への意欲が出ないということにつながります。

【症例】

50代女性

この患者は面接開始時、生きていく意味がないと話していました。子どもが結婚して手が離れ、自分はもういらない、夫も自分がいなくても生きていけるだろうというのです。

生きていく意味がないと言われると、聞くほうは緊張します。もちろんうつ病の症状の場合もあるので、注意が必要です。しかしここで重要なのは次に語られる症状の意味です。

この彼女が次に言ったのは、子どものことはまだ良いとして夫のことをまるで息子のように語ったので、何があるのだろうと聞いてみました。

親思いの人で、実母が亡くなったときはかなり動揺していました。そして夫婦の会話が少ないことを不満に思っていました。彼女は夫との関係を「親子の関係」のようにすることで、「平和」を保とうとしていたのです。

そのようなみかけの「平和」を保とうとしている夫婦関係は珍しくありません。

さらに面接を進めていき、言われたことは、「夫は介護が必要になっている義母に優しく、義母に嫉妬する自分がいてそれがつらい。自分が大事と言ってもらいたい」ということでした。

夫に、義母より自分が大事と言ってもらいたい、そのことがいちばん肝心であると彼女に説明しました。夫に嫉妬する女性としての気持ちは健康的で、そのまま言葉にして夫に伝えればコミュニケーションになります。少なくとも、「生きていく意味がない」「あなたは一人で生きていける」より何が言いたいかよく分かります。

この「介護が必要な義母より自分に関心を向けてほしい」との思いは、親思いという視点では「親不孝で無責任な自分」と思いやすいのです。

結婚式で「今までありがとう」と両親に言い、夫婦となって現在に至ります。親離れし、成熟した男女の感情としては、義母より妻である私にまず関心を向けてほしいと思うのが、健康的で普通の感情です。夫の側からしても、男性として張り合いがもてることです。この症例を使って説明したいことは「どうしても」気になる親への気持ちです。

親への思いが強ければ強いほど、現在の家族・仕事で自分がどうなりたいかが分からなくなり、生きていく意味も分からなくなる、ということです。

自分自身の希望はさておき、親の介護がまず大事となっているかのような、仕事や恋愛にブレーキを掛けて、親と近い距離の生活状況をとっている人は多いです。それでも親といるほうが居心地が良く安全と言う人もいます。

親離れのためには、親に代わる、身内以外の相手に頼る、相談する、恋愛的な対象へ、「愛することと働くこと」の方向に力を向けることが大切です。

親孝行か親離れか

親を思う、親孝行、それはとても良いこととされます。「田舎の親の認知症が進んでいて、仕事を辞めて田舎に帰るつもりだった。それが、いざというときに息子に止められてから自律神経症状が出た」という症例があります。

「親が私を頼る。親に頼られるとやはり放っておけない。かわいそうな親をまずなんとかしないと、と思う」

どこが問題なのか、と思う人は多いのではと思います。

まず、どうしても（強迫的な人はよく「どうしても」と言います）親が先にくることが症状を出す問題となります。息子（娘）として、親を思う、親孝行の気持ち、それが強迫性です。親を思う気持ちは、大人になっても誰でもありますが、どうしても、まずそれが大事となると、強迫性が強まることになりますから症状を出す問題となります。

「田舎の親の認知症」の介護の問題がまず大事ではなくて、まず大事なのは現在の自分の家族の問題とみるのが健康的です。「親が頼る。なんとかしないと」と思う気持ちもありますが、まず大事なのは、自分が親から離れた社会人としての存在と考えることが健康的です。

自分が息子（娘）で頑張るよりも、現在の家族では夫（妻）であり父（母）親であり、職場では役割があり、それで頑張りたい。それが親離れの方向で、強迫性が緩む方向で、健康的な意欲が出る方向です。

無意識的罪悪感

私が診ている患者は思春期以降、おもに成人の人がほとんどですが、親に対する気持ちで困っていることが多いです。

人は皆、いくつになっても自分の親の前では子どもです。そのため人は、いくつになっても、成人になり自分が親の立場になっても、「自分の親にとって良い子であろう」という気持ちが無意識ながら強くあります。そして、そのことに気がつくことが強迫性から離れる第一歩です。

昔からおとなしくて手のかからない子に限って、その後に問題が出るといわれていま す。子どもは当然親に依存するしかありません。それでいて親の手がかからないようにしているというのは、それだけ親の顔色を見ているということになります。

一方で親自身は、この状況をあまり問題視していないケースが多いです。おとなしくて手がかからないので安心だ、という視点で見ていることが多いです。親は子どもに対して「良い子だね」と褒めます。褒めない親もいると思いますが、少なくとも安心した顔をします。

こうした親子関係が続くと、子どもが成人したあとに職場の人間関係においても同じようなことが起きる可能性があるのです。もちろん職場ですから、親子関係と重ねてみなくていいはずなのに、お金や生活のためには仕方ないといった姿勢で上司に従おうとして、本当は自分がこれから何をしたいのかといった気持ちが分からなくなってしまうケースがあるのです。

分かりやすい例として、このような詞があります。

「父よ、母よ、良い子でいられなかったわたしを許してください。わたしは一人で生きていきます」

私が思うに、これは思春期・青年期の人に共感されやすい内容です。なぜこれを取り上げたのかというと、私が日々の臨床で関わる患者の多くが、青年期以降、老年期に入った場合でも同じような悩みを抱えているからです。

許してくださいという表現に違和感を抱く人は、健康的な感覚をもっていると思われます。許してくださいという罪悪感を「普通ではない」あるいは「そういう罪悪感は抱かなくてもいいはず」と思うことは健康的です。

一方、意識的か無意識的かを問わず、そのような罪悪感が引き金になって症状を出す人は多いです。つまり、「許してください」という思いは症状を引き起こし、さらにいえば「一人で生きていきます」という思いは、自分を罰している症状そのものです。

人は死ぬまで親の子です。そのため、「父と母の良い子でいられない」という思いとその葛藤は健康に過ごしている人でも常に付きまといます。言い換えれば、この症状はどの年齢の人でも発現する可能性があるのです。

臨床経験からは強迫性と罪悪感とは関連して理解しやすいです。親を思う気持ちが強いということは、親から離れることが、それだけ親不孝と思いやすい、ということになります。

同じ親でも母親より父親のほうが良いと思うときには、母親が父親と仲が悪く寂しいと思えるときがあるほどに、それは良くない、悪い、と思いやすいのです。「迷惑を掛ける」とよく感じるうつ状態のときの自責感は、現在の家族に向けているようで、実は過去の家族、親を相手にしているのでは、と思えるときが多いです。「すみません」と言うときも、確かに気持ちはうつ状態ですが、相手とのやりとりよりも、「自分の中で」、つまり過去の親を相手にしています。「迷惑を掛ける」「すみません」と言いながら遅刻、欠席をしてしまう強迫的な人は多い傾向です。強迫的な人は、その自責、罪悪感のために、うつ状態になっていたり、不自由な状態の反復があったりします。

片方の親からだけでなく、両方の親から良いものをもらった、ありがとう、というのが健康的な思考のはずです。そして、親からはもらうだけもらった、ありがとう、これからは親以外の相手から良いものをもらう、学ぶ、そのほうが良いはずです。ところが実はそういかないことがかなりあるのです。

相手から、怒られるかどうか、すみません、と思うばかりで、学ぶことが恥ずかしいと感じていることもあるほどで、相手から、良いことを聞いた、ありがとう、と思える機会を逃していることが多いです。

無意識的罪悪感とは、精神分析学では有名な言葉で、かなり難しい議論があるものなのですが、それは省いて、親から距離をとろうとしたり親を否定したりすると同時に、そんなことしていいのかと生じる罪悪感の気持ちであると、まずとらえてみると、臨床に役に立ちます。

考えてみれば、完全に親離れしている人はいないということは、当然のことでしょうから、罪悪感は大なり小なり、人は皆、もっていて当然のものです。しかし、それが当然とは普通は皆、意識してはいません。

それどころか、親離れの対極にある親孝行は当然と意識されやすいものですから、罪悪感をやはり無意識的にもちやすいのです。親から離れ、罪悪感を緩めるためには、親以外の対象をみたいし、みていいのです。つまり、愛すること、親以外の異性との恋愛、またそのようなエネルギーで仕事をみることは、健康的に必要で良いことです。

まず過去でなく現在の問題を扱う

患者から、まず過去の問題を解決しないと、良くならないのではないですか、と聞かれることがあります。その場合、私はまず現在の問題をみることが大事であることを説明します。

精神分析学の批判に、過去の問題を追及する、という類いのものが多くあります。しかし、私自身が受けた精神分析学の教育では、精神分析はまず現在の問題を扱うことが大事だとされました。そして、私の臨床経験の積み重ねからも、それは確かなものです。

トラウマとかＰＴＳＤの問題もあり、それは扱わないのですか、と聞かれると、問題は単純ではないのですが、私の臨床経験からいえる大事なことは、１９９３年発行「今日の精神分析」（福岡精神分析研究会、福岡大学医学部精神医学教室、西園昌久監修／金剛出版）という書物から一部引用した、次の内容と一致します。

「フロイトによれば、記憶された体験は、その後の発達に伴って、繰り返し書きかえられる。記憶は引き続く体験によって修正され続けるものであり、現在は過去を修正する」

分かりやすく言うと、現在でまず、恋愛、仕事、夫婦などで問題があると、そのつらい気持ちで、過去を思い出すことになるので、過去は当然つらく思い出されます。またつらい過去を根拠に現在をみていると、現在もつらくみえます。例えば、過去の親とのやりとりに根拠があり、どうせ言っても分かってもらえない、自分で解決するしかない、と思い、言いたいことを言わない、その見方や行動が、現在の問題を生むのです。しかし、現在の恋愛、夫婦、仕事で、例えば、言いたいことを言って良かった、という良い体験があれば、その良い体験、良い感情で、過去をみるので、過去のつらい記憶は、それまでつらいと思っていたより、さほどたいしたことではない、と思えるのです。

また、過去の家族、親兄弟とのやりとりで、問題が複雑にみえるとき、現在の夫婦の問題に焦点を当てると、問題が単純化してみえてくることは、よくあります。

「現在の体験は、過去の記憶を修正する」これは臨床でたいへん役に立つ言葉です。

現在の体験は過去の記憶を修正する

現在のことを語るとき、その問題の見方、いわゆる認知の仕方は過去の体験を根拠にしていることが多いです。

例えば、失敗をするのが怖いと思いやすいときは、社会不安の症状があります。または強迫性の強い人は、よく「失敗が怖い」と語ります。そのために現在の仕事や恋愛の場面で、自分のしたいことに踏み出せません。その失敗をするのが怖い、というのは過去に親から、失敗したらいけない、この範囲で頑張ることがまず大事だと、言われた体験を根拠にして、現在をみていることが多いのです。

ところが、現在の場面で、親しくなった人に、「失敗は成功のもと」という見方があると言われ、それを、ああ、なるほど、と思った体験をすれば、良い変化が生じます。それは同時に、親や親に相当する相手の怒りをそれほど怖がらなくてもいい、という体験ですから、過去の記憶は修正されることになります。

精神療法やカウンセリングの治療効果というのは、この現在の場面での言葉のやりとりを通じて、過去の記憶を修正し、現在とこれからの希望をみやすくすることになります。

私がかつて、スーパービジョン（指導者から個人的に症例の助言を得る教育）を受けた症例で説明します。20代女性が失恋し、うつになったと、それをさらっと語り、その後は、過去の親とのやりとりが情感をこめて語られました。

当時のバイザー（症例の指導者）から、本人が語る文脈から、失恋し、うつになった、まずそのことに共感することが必要であると教えられました。語る立場からは、現在いちばん大事な失恋という関心事は、それだけつらいがゆえに、意識の下へと下げやすく、過去の親の話に問題を置き換えたほうが、気持ちは楽で、相手にも話しやすいです。語りを聞く立場のものがそれに共感するということは、その場では相手に優しいのですが、そのときいちばん大事なことをここで話さなくていい、という立場をとってしまうことになるのです。

そしてこの、いちばん大事なことはさらっと流すだけにしたい、という態度と、それに共感的態度をとるやりとりは、語る立場からすると、いちばん大事なことは言わないほうが良いという、過去の親との反復になるのです。バイザーから教わった、まず最初に語られた、現在の失恋のうつに共感をもって聞くことをすれば、語る本人は、このことは言ってもいい、むしろ大事なことだと関心をもって聞いてもらえるという、過去の親とは違う体験をすることになります。この経験は10年以上前のことです。この私の過去の記憶も修正され続けた私の現在の体験からあります。

親子関係　過去の親子関係から現在の家族に

自分の中に、厳しい親がいます。親は、きちんとしなさい、ちゃんとしなさい、と言います。親の言うことを聞いていたら間違いない、と言います。しっかり準備をして、時間を守って、遅れないように、と言います。

朝、仕事や学校に行こうとするとき、厳しい親が出てきて、苦しくなります。電車に乗るとき、狭い空間に入るとき、苦しくなります。職場で上司に怒られると、怖くなり、すみません、と苦しくなり、帰りたくなります。

親は、よく子どもと向き合おうとします。思春期以降の子どもとも向き合おうとします。子どもと話し合えることは良いことではないかと、親はよく言います。親は、子どもはいくつになっても子どもなんだよねと言います。子どもは、そういう自分を思う親に対して、親ではない違うものをみたい、違う人と話したい、とは言いにくいです。言おうと思うと、苦しくなります。

自分の中にいる厳しい親（実際の親がどうであれ、また親が亡くなっていても、自分の中には親がいます）と、親と重ねやすい学校の先生や職場の上司といった目上の人との、怒った、怒られたなど、親子関係的な問題が起きて、苦しい、怖い、避けたい、すみません、迷惑を掛けた、申し訳ない、といった症状が出てくることは珍しくありません。

その親子関係の問題の解決の視点としては、どうしたいの、どうなりたいの、好きなものは、好きな人は、があります。好きな人に会いに行くときを思ってみてください。胸が苦しい、恋の歌によくある詞のように、その苦しい気持ちは、先ほどの苦しさとは質が違います。

現在の家族

原家族という言い方があります。成人になるまでの、親兄弟と自分が暮らしていた時代の家族です。原家族の影響は大きく、大きいゆえに、大人になった現在の自分のことを思うときは、原家族の位置での自分を見るのではなく、現在の家族にいる自分のことを見たほうが、問題が分かりやすくなります。

例えば夫の機嫌が悪くて何も言えないと思ったときは、その理由は原家族での、父親の機嫌の悪そうな顔があり、父親が急に怒り出したという過去の体験があり、決めつけていることがあります。夫の気持ちを聞く前に、その顔色だけで、何も言えないと思っている場合があります。またどうせ怒るのでしょうという類いの言動が、売り言葉に買い言葉の喧嘩につながっていきます。

例えば、食事の準備をきちんとしないと親に怒られるという過去の体験から、準備ができていないことでイライラします。夫に頼ればいいと思い、夫に食事を手伝ってもらいます。それは妻として頼ることでなく、親の良い子であることを手伝ってもらうことになるのです。夫にあれして、これして、が言えるようになったというのは、会話がないよりは良いのですが、夫に指示していることになります。

また、夫と親の両方を同じだけ大事にはできないのだけど、両方を大事にしようとします。そうすると夫のほうを向いてない行動をとることになります。さらには、親が大事なのは当たり前であるという気持ちから、夫とは価値観が違う、分かってもらえない、など夫婦喧嘩以前のレベルの喧嘩でありながら、夫婦で分かりあえない、別居や離婚レベルの話になることもあるのです。

自分が息子や娘である前に、夫や妻、あるいは父親や母親である、その位置で自分をみたほうが、問題は解決しやすく、またやる気が出ます。

10数年前に私が症例を報告したある場面を思い出します。私は、患者と親との和解が進んだと思われますと報告し、指導者から少しは褒められると思いました。ところが私は褒められるどころか叱られました。そうではないだろう、患者は夫婦で相談しているのか、そこはどうなのかと。親と和解が進むことは、そのものは良いことでありますが順番が違うのです。その順番は大事です。まずは夫婦の問題、現在の家族の問題をみることが大事なのです。

[第4章]

自分の「好き」がうつを治す

思考の優先順位

私が精神分析で学んだことや日々の臨床経験からいえることは、健康的な思考のためには優先順位が大事だということです。

例えば、過去より現在。

過去の嫌なことが思い出されるとき、その過去の問題に取り組むと、うつ状態となります。まず、過去の嫌なことが思い出されるのは、現在につらく思うことがあるのです。現在のつらさを言葉にしても仕方がないなどと、自分で勝手に決めてしまっているとき、過去の嫌なことにとらわれています。

例えば次に、親より夫婦。

夫婦も親も両方を同時に大事にはできません。夫婦が互いに向き合うとき、親のことが直接話題にならなくても「自分の親なら褒めてくれるような頑張りを相手が褒めてくれない」と思い、「どうせ言っても分かってもらえない」と気持ちを言葉にしません。

そのようにして夫婦の互いが好きだという気持ちよりも、子どもとして親を思う気持ちを優先することで、夫婦の喧嘩が起きるのです。

例えば次に、親孝行より親離れ。

親孝行は誘惑的な言葉です。寂しい親は、子どもを親孝行のほうに誘います。しかし子どもが思春期以降に親孝行を優先すると、退行、つまり健康的な成長と逆の方向に向かいます。

寂しい親から子どもは離れていいのですが、親孝行の気持ちからは、罪悪感を感じやすくなります。

子どもが学校や会社で不適応な状態を起こすことは親を心配させますが、同時に寂しい親にはやりがいを与える側面があります。

また、子どもが恋愛をしない、しても不倫だとか実らない相手を選ぶという状態があります。恋愛でない恋愛をしていることは、本人にそのつもりはなくても、いつでも親元に戻れる状態です。

例えば次に、職場の人間関係より仕事の内容。

今、どんな仕事をしていて、どんな内容にやりがいを感じるかが重要であるのに、そのことにまるで関心を示さず、まず人間関係を重要視します。気になる人のこと（上司であることが多く、親と重ねてみていることが多い）ばかりに目を向けます。

気になるその人は、好きな人だという場合はまずありません。すると嫌いで仕方がない人のことで頭が一杯になっていることになります。それは行動としては浮気相手に一生懸命になっていることと同じです。そのように説明すると、まさかと言われますが、夫や妻に相談せずその人のことを眠れないほど一日中考えているのですから、行動としては同じです。

親とか、上司とか、相手を変えようとすると、気が遠くなり、自分がうつになります。親、上司、職場環境を優先していると、辞めたくなります。

仕事内容がどうしても好きになれないなら、それまでの経験を否定することなく、恋愛で好きな相手を変えるように、転職の希望をみるということなら、ステップアップですし、健康的に良いことでしょうと説明します。


人間関係を優先してうつとなる人は、仕事をその内容より条件優先で選んでいる人が多いです。

好きなことをやれる人は少ない、現実は大変だから条件を優先して選ぶのは普通ではないかと言われます。

私が言えるのは、人間関係優先、条件優先だと、不健康で、適応障害やうつ状態など症状を出しやすくなるということです。

安定や条件を優先するのは、親が子どもを思う気持ちとしては安心で良いことですが、子どもの側からは好きなことを優先していないことになり、のびのびした思考をしていません。

さらに「好きなこと、したいことは分からない」という人は多いです。家から近い、をまず優先する、という人も多く、関西は嫌いだ、関東が良い、とか、地元を優先する人も多くいます。

健康的には、場所や条件よりも、まずは好きなこと、好きな具体的な内容が優先される必要があります。

やりたいことがあるから遠くても行く、という考え方が健康です。

安定・条件を優先すると、好きでもない人の言動に一日中気をとられ、仕事を辞めたい、となりやすいのです。人間関係は最悪だとしても、やりたい仕事の内容が優先です。仕事の内容が好きなら、その好きを活かして、そのために、上司には良いこと聞いた、それだけでいいのです。

好きな仕事をするために環境に従う、環境優先ではなく自分の気持ちが優先です。また、「ああなりたい」と思う上司がいるなら、それを見逃さないことも大事です。人間関係を優先していると、「ああなりたい」と思う上司を含め、好きな人を見逃しやすいです。

我慢やお金も先ではありません。我慢もお金も大事ですが、それを優先すると無理がききません。我慢している自分の気持ちが分からないまま、自分が何を我慢しているか分からないままでは頑張れないからです。

子離れしない親から親離れしにくい

「子離れしない親からは、親離れしにくい」という言葉は私が10年以上前に受けた個人スーパービジョンで得たものです。

たいへん良い助言を受けたと思いながら当時は、その助言を直接症例の治療に活かせなかった苦い経験があります。

しかし、この言葉は、たいへん含蓄があることが、その後の臨床経験から分かってきました。

まず「子離れしない親」は臨床でよく出会います。「親にとって、子どもはいつまでも子ども、だから心配して当然」という表現はよく使われます。

この言葉は子どもからすると「やはり親はありがたい」と感じると同時に、自分自身を呪縛する言葉となり、怒りたいという気持ちも生じます。この怒りたいという気持ちには、親孝行が大事なのに親に怒りを感じるなんてとんでもないことだと抑えつけが働きやすいです。

親からすると、子どもはいつまでも、「素直な良い子」でいてほしいものです。そしてかなりたくさんの親が、子どもに干渉する、または子どもが動く前に先に手を出そうとします。

「子離れしない親」のほとんどが、もう一人の親を頼っていないことが多く、例えば母親なら、もう一人の親である父親を頼っていません。

母子家庭であったり、父親はいても、不仲であったり、仲は良いと言っていても、表面的であったり、少なくとも子どもにはそう見える場合が多いです。

母子家庭なら、母親は子どものために父親である元夫を頼ってもいいが、そうはいかない事情があるという場合も多いです。

その事情は致し方ないとして父親に代わる対象を頼り、母親として安定するのが大事なのですが、それもそうはいかない事情があると、母親は不安定をやむ得ないとしているかのような場面に出会います。そのような場面では、母親は意識していないが、子どもと距離が近くなるのです。


「子離れしない親」は、子どもが「良い子」であれば安定し、そうでなければ不安定になりやすいです。親にとって「良い子」かそうでないかは、親の言うことを聞くか聞かないかで決まってきます。

また子どもは親を心配させないようにとまず安定を優先させようとすることが多く、子どもの側からは不満を感じていい状況ですが、子どもは親に不満を感じていることを意識しにくいのです。

こんなに自分のことを大事に思っている親に、不満や否定の気持ちをもつなんてとんでもない、となりやすいです。

では「子離れしない親」を否定するとどうなるのでしょうか。例えば母親を否定するとき、母親が父親を頼っているなら、母親を否定したあとを心配する気持ちは余計なものになります。しかし母親が父親を頼れないなら、あるいはそのように見えるなら、母親を否定することに罪悪感を抱きやすいのです。

つまり母親が不安定あるいは孤独に見えれば見えるほど、仕事をして、結婚をして、そのような親から離れる方向は、良くないことだと感じやすいのです。

逆に仕事がうまくいかない、仕事が続かない、結婚しない、離婚して家に戻る、といったような大変な状況は、「いつまでも子」である状況として、親にとっては張り合いのもてる状況となります。

欲動（欲しい、したい）の向き

フロイトの欲動論というと、難しいことをいうと思われそうです。しかし欲動を、欲の動き、とみていくと、臨床に役に立つことが多いと思われます。

生まれたときから、人には欲があります。人は幼児期からその欲を我慢するほうが良いと覚えます。便が贈り物とフロイトが書いていますが、子どもが立派な便をして、親に褒められるそのやりとりは、成長してからも性格傾向として残ります。

本来の欲、好きなもの、好きなこと、したい、そのような欲は、親の顔色をみて我慢したほうが良いと判断します。これは肛門期のトイレットトレーニングで考えると分かりやすいですが、この体験は大人になっても残っているのです。

また親からみるとこの時期に我慢する子は良い子ですが、その時期以降も子どもが自分の欲のまま動くのは、わがままとか危ないとか、注意しがちです。さらに親は子どもが成人しても、「無理するな」とよく言います。

欲の動きは、成長すると親からほかの対象に向いていくほうが良いのですが、もう一方の動きとして、それまで親が褒めてくれたという方向で頑張る動きがあります。

好きなことがないとか、好きなのはお酒というときは、本来の欲の動きではないのではと思われることが多いです。好きなことは仕事にはならないから、安定した就職先を、という方向は、健康的な欲の動きをみるときには心配です。好きなことをするから我慢ができて、無理がきくというのが分かりやすいはずです。

一方まず現実をみて、身の丈にあった安定を、ということが多くみられます。それは先に我慢ありきになるので、好きなことはない、無理がきかない、という結果が生じやすいです。

いつも我慢しているので、酒を飲んで発散ぐらい許してという流れで、結果酒が好き、アルコール依存となっていることは多いです。

欲の動きは、どうしたい、どうなりたい、でみるのが健康的です。(その逆が、親の顔色、状況をみる、欲は抑え、どうあるべきかは、べき思考の方向です）わがままは、わが感情のまま、という意味では健康的です。
欲を素直にみるという方向も健康的です。そのためには、親以外の相手に、頼りたい相手（恋愛対象の相手や、ああなりたい先輩や上司となる相手）をみる、相談する、相手に言われたことを取り入れ学ぶ方向が、健康的な方向です。

欲は産まれたときからあります。子どもは、その欲を言葉で表現できないので、泣くことで伝えるのです。精神科で昔から言われる「手のかかる子どもほど将来の問題が少ない」というのは、欲を表現して親を困らせる、そういう子どものほうが将来よく育つということです。

欲動、つまり「欲」の「動き」がどこに向くのが健康的かは、「好きなこと」であり、「愛することと働くこと」です。
「愛すること」は、好きな人を見つけよう、好きな人と親しくなろう、その好きな人を見つける動きと同じように職業選択をしているか、「働くこと」は、好きこそ物の上手なれ、つまり自分の欲が先で、職場環境は欲のために使うものかどうか、が健康的な欲の向きの理解に大事です。

恋愛をしないのはその人の価値観とか、好きなことを仕事にできるのはわずかな人ですよねなどと言われることがあります。

私が言えるのは、恋愛をしない動き、好きなことを仕事にしようとしない動きは、症状の理解に役立つことが多いということです。

「恋愛は良いよ、結婚は良い」、私が精神分析の教育を受け始めた若い頃、私の精神分析の指導者である先生が夜の食事の席で、私に向かって熱く説いてくれたことを思い出します。

その先生は多分、当時の私が考え過ぎて、結婚に踏み込む前に歳を重ねているようにみえたのでしょう。

あれから長い時が経っていろいろな思いが錯綜しますが、今の私も、指導者の先生と同じように「恋愛は良い、結婚は良い」と考え、その説明をします。

好きになり、好きなもの同士が結ばれて、親にはこれまでありがとう、これからは私たち二人でやっていきます、と結婚式で挨拶するように、親より夫婦が大事であり、そして二人の間に子どもができ、おめでたい、このようになりたい、とみることが健康の基本です。

恋愛する余裕がない、仕事が忙しい、と言う人が多くいます。いえ、忙しいときこそ好きな人と会いたくなる、これが健康の基本です。

子どもは欲しくない、子どもができたら責任、義務、プレッシャー、と言う人が多くいます。責任、義務、プレッシャーを考えることで、子どもが欲しくないと思うことは多々あります。

恋愛結婚の夫婦に子どもができたら、おめでたい、その欲の動きに抑制がかかっています。

好きな人の子どもが欲しい、子どもが産まれたら、おめでたい、は健康の基本です。おめでた、とみるよりも、ちゃんと育てないといけない、とみることで、不安症状が出やすくなり、その一方、精神症状が出ていた人が、妊娠期間中は、症状が少なく安定していたという場合もあります。

妊娠中に症状が改善し安定する人は、子どもが産まれることを、めでたい、うれしいと素直に思い言葉にする人でした。

社会問題となっている晩婚化、少子化については、診療所の経験でいう精神科医が触れる分野ではないのですが、欲動が抑えられ症状を出す患者さんと日々出会うたびに、「したい」に抑制がかかっている（背景に親子関係、親、実家、元の身内に、欲動の向きが向いている）こととの関連があると思われます。

典型的な「うつ病」では、もともとあった欲のエネルギーが下がります。食欲、性欲、仕事の得意分野への欲などです。

私が研修医の頃はよく、主婦の家事がおっくうなのは、うつ病の症状と習いました。当時は男は仕事熱心が良い、女性は家事に専念が良いとされ、「得意な分野がおっくうなのはうつだろう」と分かりやすかったものです。
このようなもともとあった欲のエネルギーが下がる「うつ病」は、必ず治る、高熱で休むのと同じ、大事な判断はしない、まず服薬と休養が大事、そうみることが重要です。

一方、もともとあった欲のエネルギーは下がっていないが、抑うつ状態であるうつ病というのがあります。それはもともと「欲はない」という人のうつ状態であったり、もともとないまではないが、「欲」は抑えられ、親の顔色をみるように、職場環境、人間関係で「どう思われるか」「怒られないか」に向いて、結果「やる気が出ない」「行きたくない」などの神経症のうつ状態、適応障害のうつ状態などがあります。

欲に抑制がかかる、思考の癖は、「強迫」傾向に由来する、過去の親子関係に由来します。由来はしますが、強迫傾向、思考の癖、つまり「性格」というのは変わります。
性格は変わらないのでなく、変わりにくい。ですが、変わりたいと思うことで変わるのです。

神経症の症状を出している意味を理解する機会をもつことが変わる兆しです。

好きなもの

「欲動」は難解な言葉ですが、「欲の動き」をみるということで、臨床に役に立ちます。基本、好きなものは好き、が分かりやすいです。

仕事は好きなものだから、無理しても頑張れます。恋愛も好きな人だから忙しくても会いに行きたいと思います。このように分かりやすく「わがまま」(欲の動きに素直にあるがままに)が健康的に大事です。


父親不在、親が大変、親がどうしても……と親の問題を感じるときは、親兄弟以外の対象を優先して、自分の好きなものをみていいのです。そうでないと自分の好きなものは後回しになります。

「わがまま」でいいのですか、とよく聞かれます。

しかし「自己中」という意味ではないのです。いつも自分の欲にブレーキを掛けている状態だと、それが結果、自己中の行動になることも多いのです。「わがまま」は良くないとブレーキを掛けているために、好きなものは好き、が分からない、好きなものはない、という状態はよくみられます。

好きこそ物の上手なれ、という言葉があります。良い言葉です。神経症という病気で、不安やうつ状態のときは、好きなものは我慢して、無理がききません、と症状で表現していることが多いです。

嫌な相手がとても大事であるかのように、その相手のことをずっと思っていたりします。その上司、その異性、分かっているけれど頭から離れない、そのため不安にかられ不眠やうつ症状がでます。

仕事に行きたくない、誰かと話したくない、それをするとそれだけその相手のことしか考えられずという悪循環が生まれます。

好きなものは好き、自分にだってそれはある、その欲をみる、それには仕事に行き、誰かと会う、好きなものをみる、そのチャンスをみるのです。

好きなもの、食べたいもの、会いたい人、したい仕事、それを思って動くと、おいしそうなもの、ときめきを感じる人、やりたいことがやれるかなと思える仕事、とチャンスがみえやすいです。

その逆に、不安、強迫に、エネルギーを向けていると、うつ不眠になり、好きなものはなくていい、まずは逃げたい、休みたい、となる状態が出やすいです。

人から良いチャンスだからと提案されて、実際、いいチャンスであっても好きなものかどうかでみないで、まず責任でみるために、断れずに引き受ける、そのうち無理がきかない、相手に悪いと思う状態になります。

好きなものはある、自分にだけないはずはない、見えなくなっているだけなのです。

心配している

「心配している、から始めると良いよ」

これは私に指導をしてくれた先生の何気ない一言です。もう随分前のことですが、何気ない会話のなかで、そう言われました。確か夫婦の会話のことだったと思います。

先生は、別の場面で、「やはり愛だね、愛情からだよ」とも言いました。

精神分析は、愛（欲動）か攻撃性か、と分けて考えられることが多いです。私が受けた教育でその先生が言ったのは、「やはり攻撃性からではないよ、愛からだよ」でした。「心配している」から会話を始めるというのは、相手を愛情で気にかけている、それから始めるということで、決して怒りなどの攻撃的な気持ちはないということです。

心配し過ぎて、気にかけ過ぎて、怒ってしまったけど、それは心配し過ぎてのことで、何を心配したかに戻るのです。

大事な人が何に困っているか、それを理解しないままではいられない、その態度や行動が大事なのです。

指導してくれた先生が言った言葉の意味はそうだったのではと思うのです。

臨床でよく出会うのは「相手に心配をかけたくないから、相談はしない」という表現です。これは親密を避ける表現です。

「会話はないが喧嘩もない。仲は良いんです。それで良くないですか？」

確かに喧嘩はしたくてするものではありませんが、大事な人がどう思っているかをあいまいにしたままでは互いが孤独です。そして大事な人より親に気持ちが向きやすくなります。

親は当然年齢が子どもより上ですから、病気や介護の問題があるうえに、自分たち夫婦と同じように親も親で孤独を感じていることが多いです。そういった親は子どもに対して「親孝行してほしい」と思いやすいので、子どもの孤独は親にとって都合が良い面があります。

そのような状況で、夫（妻）よりも自分の親を優先して「介護うつ」になる人もいます。

一方自分の子どもは、自分たち夫婦が互いに孤独であることが確実に伝わっていて、寂しい親をおいて仕事や自分の恋愛を優先していいか、無意識に思いやすくなります。

子どもはそれで、仕事や恋愛に前向きになれないといったことが起きやすく、そうなった子どもをみて、親である自分はまだまだ頑張らないといけないと子どもに関心を向け、過保護過干渉になります。

このように自分の親に気持ちを向けたり、または自分の子どもに気持ちを向けたり、それだけ夫（妻）に関心を向けなくなるといういわゆる悪循環が生じていることは臨床でよくみられます。

夫婦が親密になるための争いというのは、互いの親を向いた気持ちも含まれてしまうので、時に激しくつらくもあります。しかし「夫婦である」「他人でない」「今の家族である」（親にありがとう、これからはこの人に、と結婚式で言うように）、「親より大事な相手にだから」「心配だから」から始め、それで終わるように話し合えば、それはその夫婦が親密になる方向、健康的な親離れ子離れの方向ですから、良いことです。

それでも相手は分かってくれないと言われる場合は多いのですが、そこは諦めずに、どうせ駄目だと決めつけないで、みてみませんかと説明します。

例えば、「どうせ言ってもムダ」から始めるのは攻撃からです。「お金がないから、私が働く」も誤解を与える心配があります。

お金、安定、優先は強迫傾向で、子どもが親を喜ばすための頑張りです。一人で頑張る、相談しない（親とは相談する）は、攻撃から始まる心配です。

攻撃から始めると攻撃で終わり、つらいだけの喧嘩で、黙っていたほうが良かったとなります。

私が受けた教育と臨床経験からは、夫婦は親を入れずに夫婦で話し合う、心配しているという愛情から話し合います。

それが不安うつ、さまざまな精神状態や精神衛生の改善と関連するのです。

素直な気持ち

相手の気持ちではなく、まず自分自身の素直な気持ちをみていき、そしてそれを言葉にしていくことが大事です。感情を抑えておくほうが良いという神経症的な思い込みが症状を出しています。

「どうせ言っても」と黙る人がやはり多いです。その理由として過去の親とのやりとりを挙げる人が多いです。

現在の相手（夫や妻に相当する親密になりたい相手）については、実際のやりとりより想像から「こう言えばこう言うだろう」と考えて口に出さない人が多く、実際には会話のやりとりはしていないことが多いのです。そしてたいてい「会話の時間がない」と言います。

攻撃的な感情も依存的な感情も、親密な相手には両方もつものです。それを素直に言葉にするのに、時間は長くいりません。

それをしないで「どうせ言っても」と黙ったり、短い言葉で伝えたりするので、それが攻撃的な表現になっていて、相手の攻撃的な表現も誘発しています。そうするとやはり言わないほうが良い（相変わらず症状は続いている）という悪循環が起きています。

気持ちを素直に最後まで言葉にしてみることが大切です。過去の親より現在の親密な相手に頼りたいに決まっています。頼りたいからこそ、腹が立つのです。
最初から最後まで素直に「頼りたい」と言葉にすれば伝わります。

話すこと、気持ちを言葉にすること

「話すこと」「気持ちを言葉にすること」、その大事さは当たり前のようでいて、当たり前ではないのです。

いちばん大事なはずの相手、夫（妻）がいながら「どうせ言っても」と黙ってしまう人がいます。妻なら「子育てや家のことは夫が忙しいから」と考えて話さず、夫なら「仕事のことは愚痴になるから」と思って話しません。夫（妻）がいない人は、まるでそういう相手はいらないかのように「相談相手はいない」という人もいます。震災のニュースで「憂うつ」「何もできない自分を責める」という人もよく話を聞くと「現在の家族、あるいは現在の仲間と会話が少ない」という場合があります。

「一人で頑張る」「話さない」、その結果、症状で語っているという人が実に多いです。不安、うつ、痛み、その症状から、実は夫に寂しいと言えなかったり、妻に仕事の悩みは言わなかったりします。症状がいくら出ていてもそれは夫（妻）、職場には分からない症状なら、病院で受診することとなり、本当のことは分からないまま、症状が長引きます。

気持ちを言葉にする、夫（妻）に、職場や仲間に、医師に、それが症状が良くなる始まりなのです。

「どうせ言っても」と黙っていませんか。

その理由はよく分かりません。あるいは過去、親兄弟のことかもしれません。まずは現在の問題で、現在の気持ちを、いちばん大事なはずの相手を優先していくべきです。

そしてその気持ちを話すこと、それがやはり大事です。

精神交互作用

精神交互作用というのは、森田療法で使われる言葉です。何だか難しく思われそうな言葉ですが、役に立つと思われる内容がありますので分かりやすく説明を試みます。

精神交互作用とは、「ある感覚に対して、そこに注意を集中すれば、その感覚は鋭敏となり、この鋭敏になった感覚は、さらにますます注意を、それに固着させ、この感覚と注意がさらに交互に作用し、ますます感覚を過敏にする精神過程である」といわれます。

不安や恐怖、痛みなどの症状について、思い返してみてください。

それら症状に注意が常に向いているために、「精神交互作用」によって症状がますます強まる悪循環が生じていることが多いです。

そうは言っても、不安や恐怖、痛みなどの症状が出ており、こんなにもつらい、どうしたらいいのか、と言われるかと思います。

それだけ症状がつらい、だからこそ症状以外に注意を向けてみることが大事とも言えます。

例えば、歯の痛みについて、思い出してみてください。誰でも経験が一度はあるのではと思います。疲れたり憂うつな出来事を思っているときに歯が痛み、逆に、楽しいことや忙しいことに気持ちが向いているときは痛みを忘れています。

また、痛みが続くと何か重い病気の兆候かと心配にもなりますが、歯科の先生に「知覚過敏だけで心配はないです」と説明されると安心します。

しかしその先生の説明に不信感を抱いたり、不安な気持ちがほかにあったりすると、本当に知覚過敏だけだろうかと、また痛みが強くなります。

この歯の痛みの例のように、そこに注意を向ければ向けるほど症状が強くなり、本当の問題が分からなくなるという悪循環が生じるのです。

精神分析的精神療法では症状そのものは重視しません。森田療法とほかの精神療法には、共通するところがあります。

不安や恐怖の対象はたびたび、自分にとって「好きではない」、むしろ「嫌な」対象であることが多いです。それなのに、その対象のことを一日中思っていることが多いです。

「症状さえとれれば」を一番にすることなく（そうすれば症状に注意が一番に向いて、とらわれて、結果かえって症状がとれない、悪循環になる）、自分の好きなこと、好きな対象について、どうなりたいかに、注意を向けてみます。そのために頼れる相談相手、身近な夫（妻）や、職場の仲間、通っている医師などに、気持ちを向けることが大事です。

逆に、一人で家でなんとかしようとしていると「精神交互作用」で症状が強まることになります。

目的本位と行動本位

目的本位は森田療法で使われる言葉で、臨床にとても役に立つ言葉です。

不安うつ強迫で悩む人の多くは気分本位で思考本位です。まず気分には波があり、例えるならば天気のようで、雨があれば晴れがあります。このような気分にばかり注意を向けると、自分がどうなりたいのかは見えてきません。今日どこに行くのか、今日行く目的が何かが、いちばん大事なはずです。会いたい人に会うという目的を優先的にみれば、今日の天気が雨で憂うつでも、そのために迷うことにはなりません。

また不安、強迫、うつ状態の多くの人は、手段を優先的に考えています。例えば、家庭の主婦なら、まず家事をきちんとすること、夫が少々汚くてもいいからと言っても、そのことで頭が一杯になり、何のための家事かは、どこかにいってしまいます。そして家事をきちんとできていない自分を責めるのです。家事の目的は、夫や子どもとどう快適に過ごしたいかであったはずですが、その目的は棚に上げ、手段である家事が最優先になります。

さらに勉強や資格などのステップアップが目的となっている場合がありますが、この目的は本来は手段です。なりたい目的があっての勉強、資格、ステップアップであるはずで、その本来の目的はさておき、それらの手段にだけ目を向けていると症状は悪化します。


一方で気分や手段ではなく、目的本位でみることで症状は改善されます。まず、どうなりたいかの目的を、何より優先的に考えるということが大事です。

また目的本位では、目的は具体的であることが大事です。強迫性が強く不安うつになる人は思考本位で、語られることが抽象的であることが多いです。しかし「何を食べたいか」、「誰と会いたいか」は具体的なほうが意欲が出るのです。

さらに目的本位では、事実本位と言われるほどに、事実を評価することを大事にします。気分よりもまず、実際の生活はどうかをみていくのがポイントです。そうすると、「仕事は行った」とか、「散歩や買い物は行けた」と答えられることがあります。本人にとってはそれがどれだけ不安や憂うつを晴らすほどでない不本意なものであっても、やれた事実、やってみた事実をまず事実としてみることが大事です。

さらに行動本位も日常の臨床で役に立ちます。行動本位とは気分をあるがままに受け入れて、目的達成のために行動する生活態度です。

臨床経験では、まず仕事に行ってみるよう勧めてみます。「行けない」が続いてしまう患者は多いのですが、「行ってみた」場合は、行ってみるとできた、行ってみての問題は今のところない、という場合が多いです。「行動本位」では、まず行動した、やれた事実を支持します。

休養や遊びの必要を否定しているわけではありません。それらはとても大事なことです。

しかしそれと同じくらい、家の外に、踏み出してみることも大事なのです。まずやってみて、その後そこでの問題に目を向けます。

気分本位、思考本位でなく、目的本位、行動本位が大切です。

欲望と不安は心の両面　不安と希望は表裏一体

「『欲望と不安は心の両面であること』を提示する」

これは、中村 敬：社会不安障害（ＳＡＤ）の森田療法、医療ジャーナル２００９から引用した言葉です。

私は臨床経験から「不安と希望は表裏一体である」と考えるようになり、日常の臨床でそう説明することが増えていました。

私の言う「不安と希望は表裏一体である」と「欲望と不安は心の両面である」は類似しているものでした。

「欲望と不安は心の両面である」は、「欲望と不安がコインの裏表のような関係にある。人によく思われたい心があるからこそ、悪くみられないかと心配にもなる」と説明されます（中村敬：『社会不安障害の森田療法』から）。

不安障害では多くの場合「どんな自分になりたいか」という思いは棚上げになってい て、緊張、震え、汗などの症状が出ます。それら不安による症状をまずとりたいと思っ たとき、この不安への注意の向け方はさらに不安をふくらます悪循環となります。

ここで対人緊張やスピーチでの「あがり」を主訴にするケースでのやりとりを例に挙げます。そのあがる相手は好きな相手ですかと問うと、まずは症状さえとれれば、と答えられます。

では、恋愛であればどうでしょうか。好きな相手がいてあがるからといって近付くのをやめるでしょうか。相手の前で手や声が震えているからといって、その震えを止めることに一生懸命になりますか。

震えながらも、まずは何よりも、好意があることをいかに相手に伝えるかに一生懸命になりませんか。

相手からは、震えるのを止めることに注意を向ける態度はそっけない態度とみえ、震えながらもどう話すか何をするかによっては、相手はそれだけ自分に好意があるとみるでしょう。

この恋愛の気持ちは「欲望」であると同時に「不安」でもあります。

不安やあがり、それ自体は病気ではない、とみるのが健康的です。不安にとらわれることが不健康な方向です。不安と表裏一体である欲望をみないで、不安にとらわれることは、コインには表しかないと思い込むことです。しかしコインには必ず裏があり、不安の裏には「どうなりたいか」の欲望があります。それをみていないだけ、と思うのが健康的です。

この欲望の方向は、森田療法では「生の欲望」であり、精神分析学では自我理想の方向であるから、希望をみる方向です。

愛することと働くこと

フロイトは、人生で大切なことは、「愛することと働くこと」と答えたといいます。その意味を考えることは、日常の臨床に役に立つので「愛することと働くこと」について説明します。

「愛すること」「働くこと」のできる自分になることは、精神的に成熟するということであり、エディプスコンプレックスを越えるということと同義になります。

では愛せない私は駄目なのか、働かない私は病気なのか、という質問が出るかもしれません。それについては、次のように考えます。

「愛さないといけない」「働かないといけない」とべき思考で、強迫的に自分を追い込むことは、成熟の方向ではなく退行に向かってエネルギーを使うことになるので、結果、「愛せない」「働けない」となりやすいです。

つまり、べき思考も強迫性も変えられるように、愛せない働けないも変えられると考えます。

次に、エディプスコンプレックスを越えるということを説明します。エディプスは、まさしく親との葛藤にとらわれているので、それを越えるということは何よりも親のほうに気持ちが優先され、親のほうばかり向いていたそれまでから、親以外の対象に気持ちが向き、さらにはその優先順位が親より上がることになります。

例を挙げます。

ある妻は食事中に夫が食卓で立てる音に敏感で、いつもイライラしてしまいます。夫にすれば食器を軽く叩く音ですが妻はとにかく止めてほしいと怒ってばかりいました。しかしふとあることに気が付きます。この音は、自分が母親と一緒に暮らしていたときに、母親が自分に対して注意をするときに決まって立てていた音であったと。その音を毎日怖いものとして聞いていました。だから止めてほしいと感じていたのです。しかし今、目の前にいるのは母親でなく夫です。そして実際の夫と向き合ってみると、怖さはなく「愛する」方向に向かいます。

このように夫婦は互いに向き合っているようでいて、実は自分の親を見ていて「親に褒められるように」「親に怒られないように」と頑張っており、それを褒めてほしいと夫婦互いに思っている例は実に多いのです。

さらに別の例で説明します。「価値観が違うためどうせ言っても……」と思う場合です。価値観は親譲りか反発か、いずれにしても親由来が多く「価値観が違うから」と夫婦の会話をやめる理由の一つにしてしまいます。

しかし「どうせ言っても」の根拠は意外とあいまいで、実際に言ってみて駄目だったというような具体的な経験は少ないです。にもかかわらず、「どうせ言っても」と黙る根拠は、やはり過去の親とのやりとりにあることが多いです。

エディプスコンプレックスは親との葛藤をいいますが、「愛すること」の愛の対象は親ではありません。親がどうであるか、親から離れるかどうするか、それが意識の一番に来ればどんなに「親離れ」を意識していたとしても、自立の方向には向かいません。「愛する」対象は、親や身内以外の対象で、その対象を一番の関心にすることが大事なのです。

例えば、愛する対象としての彼との関係でみてみます。彼が困った顔をしているように見えたり、食器を軽く叩いていたりしていると「何を怒っているのだろう」「もう何も言えない」と思ってしまいます。この場合、彼の怒りに敏感なのは、父母が自分にしてきた行為に似ているからだと、父母への気持ちがまずあって、それで彼を見ています。分かっているのは彼が不機嫌そうにみえるということであって、それは自分に怒っているのでなく彼自身が悩んで困っていて、それでそのようにみえるだけなのかもしれません。

まず彼と向かいあってみることが「愛する」方向に大事です。実際、彼は何かを言ったのだろうか、自分は自分の気持ちを話したのか、と思い直してみてください。そして素直に自分の気持ちを話してみます。そうすると、意外と彼は怒ってはいなかったという場合が多いのです。

このように、今現在の「愛する」相手に気持ちを向けることで、過去の親とのやりとりで行動を決めていた自分の行動が修正されます。逆に、愛する相手はいるにはいるけれど、その相手とは「どうせ言っても」と黙ることを繰り返していると、「自分の中で」頑張ることを繰り返すことになります。すなわち、相変わらず親に頼った子の頑張りで、結婚しても、自分が親になっても、それを続けていることになります。

「愛する」方向では失敗は怖い反面、失敗の怖さよりも希望が優先されます。親との関係の反復は本来はつらいのです。一方なんともいえない居心地の良さがあります。

だからこそやはり「愛する」方向が大事なのです。失敗は怖い、失敗しないようにと、頑張る人は親を向いていることが多いです。

互いの親、そして子どもの問題が絡み、複雑にみえた問題が、夫婦の関係にだけ焦点を当てると問題が単純にみえる、というケースは非常に多いです。

また「愛すること」と「働くこと」は関連しあうものだと考えます。愛することと働くことは、言葉どおり親離れの方向に向いています。親離れするためには、物理的に親から離れようとすることが大事なわけではありません。まず親以外の相手や対象に気持ちを向けることが大事なのです。

そしてそれは神経症の症状を改善させる方向でもあります。

「愛すること」の対象は親ではありません。また、誰かに言われてさせられるものではなく、自分が「愛すること」です。

愛することも働くことも誰からでもなく、自分自身が好きな相手や対象に、好きな気持ちを向けることです。そして好きな相手や対象から自分の好きなものを、自分に取り入れようとすることです。
それは大変なことではありますが、夫婦は「喧嘩するほど仲が良い」というたとえのように、仕事では「好きこそ物の上手なれ」のたとえのように、やりがいのある大変さであります。

好きな相手を愛することや、好きなことに関心を向けて働くこと、そのための我慢は症状を出すことになる我慢ではありません。逆に、好きなことはまず我慢して「現実は大変だから安全に、まず条件を優先した仕事選び」などは、自分の好きを我慢していて、ストレスをため、症状を出す要因になります。

周りに良いと言われ仕事を頑張ってきて、それがどれだけ良いと言われても、自分自身も良いという実感はわきません。例えばうつ状態を体験し改善する経過のなかで、今までとは違う仕事内容ではあるが、自分がまず良いと思うことをしてみます。すると周りの評価は以前とはかなり違ったものですが、自分の実感は以前にはなかったものがありました。

「愛することと働くこと」はやはり大切で、とても深い意味があると考えます。その意味を私の臨床経験に基づいて説明してみました。

無理していい

「無理して良いのですか」と問われることがよくあります。

分かりやすいのはリハビリ的な意味での少しずつの「無理」です。十分な休養のあとは規則正しい生活、散歩などからリハビリ的に少しずつ治していきます。

この場合の少しずつの無理（この場合無理という表現は違うだろうとは思いますが、長引いたうつ状態に少しずつでも動いたほうが良いという場合は少なくないです）以外に無理して良い場合があります。

「無理して良いですか」は、強迫的な方向にエネルギーが使われ過ぎて対人緊張や不安やそのための汗、さらにはその結果仕事や学校に行けないまでになる、そういう人によく問われます。

これまで強迫は親思い、親の顔色をみる方向、ということについて説明してきました。親に褒められるように、きちんとちゃんと、と頑張る、その方向での「無理」をするので、仕事や学校に「行きたくない」となります。

うつ病やそれに相当する病気の状態でなくても、その状態であるかのように親御さんが心配して、学校や職場に行く方向に励ますのを「無理させていいのですか」と聞かれることが多いです。

本人も、まるでいつも心配する親御さんが横にいるかのように（強迫性とは内側の親のほうを向いていることなので、そうなるのですが）本人自身が「無理して良いのですか」と聞かれることもあります。

恋愛で説明します。

例えば好きな人がいて、その人を前にすると動悸や汗が出ます。それ自体は確かに困りますが、その動悸や汗を理由に、好きな人に近付くのをやめたいとは思いません。不安、緊張、動悸、汗、いろいろあっても、好きな人に近付こうとすることを「無理」とは表現しないはずです。

好きな人や好きなことに近付こうと努力することを無理といえば、生きがいがない人生になります。好きなこと（恋愛的対象）に向いた無理か、親や親に相当する環境に向いた無理か、そのどちらかで「無理して良いか」が分かります。

頑固から素直に

「素直」は良いこととしてとらえられやすいですが、親が子どもを「この子は、素直で反抗期のない子で」というときは、子どもの成長にとっては心配なことです。子どもが親に対して素直なままでいることは強迫性の傾向が強いからです。

素直な気持ちは、「べき思考」の逆方向で、「こうでなくてはいけない」から離れて、

「どうありたい、どうなりたい」の方向です。
身内以外を対象に、素直になりたい相手を見つけ素直になろうとすることが大事です。そうでないために、不安うつ、ひきこもり傾向が出ていると思われることが多いです。

子どもが親に素直でなくてはいけないとして出る症状として、過食や自傷的行為でよくみられる経過がありますので、それを説明してみます。
親や親に相当する相手に、腹が立つ気持ちが出ます。怒りは良くも悪くも怒っているのだからその感情は仕方がありません。しかし、それを良くないものとして抑えようとするために、気がつくと、攻撃の気持ちは自分に向きが変わっていて、自分は悪い子だと、自分を責めるように、過食や飲酒、リストカットなど自傷的行為を繰り返します。

素直な気持ちは、自分の素直なそのままの気持ちが基本です。親や職場の上司に怒っていいのですかと問われるときがあります。まず怒っているのですから、それを否定しようとすると自分の気持ちが分からなくなります。まず怒っている、そのうえで、どうするか、まず自分の気持ちに素直になることが大事です。

親への気持ちから健康的に離れる方向ですから恋愛は大事です。逆に、恋愛はしていても、さらに結婚をしている場合でも、親兄弟やあるいは自分の子どもと距離が近いときは、恋愛の相手に素直になっていない場合が多いです。「どうせ言っても分かってもらえない」「話し合う時間がない」などとよく言われますが、恋愛の対象に素直にならない程に頑固になり、（親に気持ちが向く頑固だから、素直にならないともいえ、その両方が絡みます）、その頑固（根拠は相手との交流からが先でなく、親に向いた強迫由来のもの）ゆえ、「どうせ言っても」となる悪循環がよくみられます。

恋愛対象に頼り、仕事や子育ての相談をすることは、相手にとっては忙しくてもうれしいはずのことです。互いに素直になることは、「喧嘩するほど仲が良い」、その意味での喧嘩は大変ではありますが親密になる方向で良いことです。「喧嘩しないが仲が良い、だから心配ない」と言われる夫婦は実は心配です。

仕事を恋愛の方向と重ねてみることも大事です。お金、責任義務のため、が第一では、やる気が出ません。好きな相手には忙しいときでも、無理しても会いたいと思うはずです。

嫌な上司はどちらでもいいか、上司として自分より知っているのだから「良いことを聞いた」だけの関係、それよりも「ああなりたい」上司やそれに相当する相手を見逃さないようにし、その相手に素直になることが大切です。

どうなりたいか

「どうなりたいか」は自分で自分に、また思春期・青年期の子どもにとって大事な問いになります。実際に「どうなりたいか」を聞いてみることが大事です。

「どうなりたいか」は自我理想をみる方向です。厳しい親の「しなくてはいけない」から、自分の理想の方向、「どうなりたいか」は、健康的に発達、成長するために、とても大事です。

臨床では、好きなものはない、普通が良い、安定が良い、現状維持が良い、と言われる経験をよくします。これも強迫に由来します。

親は、言葉では、好きなようにしたらいい、良い人がいれば結婚したらいい、とは言いますが、子どもからみると、親が離婚して一人だったり、両親が仲が良くないようにみえていたら、「どうなりたいか」の欲に、ブレーキがかかります。

以前参加した学会の演題で「居場所を求め続けた～」というものがありました。その「居場所」は元の家族での自分の居場所であるように思われ、そこに居場所を求めるのは患者の気持ちとしては、よく分かるものであり、誰もが親の子であり私も親の子ですので、その視点ではよく分かるのですが、そこに居場所を求めるとつらくなります。「居場所はほかにある」という気持ちの変化が起きている、それは治療効果ではないかと私は発言しました。

やはりどうなりたいかは大事です。それは家にいて考えているだけでは、出てきにくいものです。学校や職場へ行くことは良いことです。親には胸を張って、堂々と家から出られる理由になるからです。

学校に行き、仕事に行き、仲間ができれば、家にいても親以外の相手に注意が向きます。学校は卒業することそのものよりも、それから先どうなりたいかです。いつまでに卒業しなきゃいけないより、卒業後どうなりたいかが大事です。

あるがまま

森田療法の言葉で「あるがまま」というのがあります。これは「気分や症状は起こってくるままに受け入れ、目的本位にやっていく」とされます。

不安やうつ状態のどういうときに役立つかというと、例えば朝の憂うつな気分や不安があって、仕事に行けないと思うとき、その気分や不安はあるがままに受け入れます。すなわち仕事に行くという目的をまずみて、気分や不安がどうであれ、とりあえず行ってみます。

行く前は仕事の不安などの考えがめぐり、それを思えば思うほど不安が高まる悪循環があって、休みたいと思いやすいものです。

仕事は、人間関係の問題などがいろいろあって大変ですが、そもそも好きで選んだ仕事だから、まずは行ってみる、行って仕事をしているうちに、気がついたら、あれだけつらかった症状が消えているといった経験は誰しもあるはずです。


そんな簡単なものでない、症状はつらくて大変だと思う人も多いとは思います。しかしこの「あるがまま」は神経症（ノイローゼ）の範囲の不安うつ状態の人や、うつ病でも休養が第一の時期は過ぎ、職場復帰に向けてのリハビリ段階の人に役立ちます。

「ちゃんと準備をしなくては」などの「べき思考」や、「震えてはならない」「不安発作が出たらどうしよう」などの不安や「思考本位」でがんじがらめになってしまって、家から一歩が出ないという状態の人は多いです。

確かに不安やうつの気分はつらいですが、それは天気で例えると大雨です。行く前に飲む安定剤は、傘です。傘をさしても濡れてしまう程の大雨であっても、雨はいつかはやむものです。症状や天気に左右されずに、まず外に出てみましょう。

それが「気分や症状は、あるがままに」して、本来の自分がどうなりたいかという「目的本位」で行動するということとなります。

私見ですが目的本位は、精神分析の言葉である「自我理想」（関連して「愛することと働くこと」）を扱うときに重なるものがあります。あるがままに、目的本位に、というのは、欲動が自我理想に「愛することと働くこと」に向かう方向と重なると考えるからです。

また、森田療法には、「生の欲望」という言葉があります。生の欲望に「あるがまま」であることが良いことです。よく死の恐怖が神経症の不安障害の人に見られますが、「死の恐怖は、表から見れば生きたいという欲望である」です。

生きたい、愛したい、愛されたい、働きたい、という生の欲望を、「あるがまま」にみるのが希望です。

「あるがまま」とは、「素直に」自分の気持ちをみることです。夫からは「妻は好き」「子どもはかわいい」、妻からみても「夫は好き」「子どもはかわいい」というのが素直な気持ちです。

育児は大変ですがかわいい子どもの顔を見て、大変が大変でなくなるのが「あるがまま」で、ちゃんと育てなければならないなどの、責任、義務、べき思考が優先されると、自分の子どもへのかわいいと思う気持ちはあるのに、それが分からない、という状態になります。

好きな人や好きなこと、その人やそのことについての無理は、無理がききます。「あるがまま」のありかたは、そういうありかたではないかと思います。

心は万境に随って転ず

「心は万境に随って転ず」は、私が学生の時に、森田療法の書物で出会った言葉です。

当時私はその言葉に甚く感動し、それから30年ほど時は経ち、その感じ方は変わってはいるものの、今でも役に立つ言葉だと思います。

　その書物から引用します。


「禅の言葉に『心は万境に随って転ず。

転ずるところ実に能く幽なり。

流れに随って性を認得すれば無喜また無憂なり』ということがある。

心は周囲の事情の変化に伴って、絶えず移り変わるものである。

その変化のなめらかにして自由自在であることは、幽玄そのものである。

この心の流れのままにまかせているときには、煩悩もなければ、苦しみもなく、自己本来の性情を認識することができる。

そのときは喜びはそのまま喜びであり、憂いはそのまま憂いであって、そこには何の作為も抵抗もなく、苦楽を超越している。

　このように心が万境に随って転ずるところには、もはや神経質や強迫観念の苦しみはない」

神経症、神経質、不安うつ状態の時に、その心の状態というのは、絶えず変化するものである、という認識はとても役に立ちます。逆に症状さえなければという方向は、とらわれ（森田療法でよく言われる）となり、より症状を強めることになります。

つらいうつのとき、それは変化するもので、続くものではないという考えも事実ですので役に立ちます（この言葉は神経症性障害に役に立つものですが、気分障害においても、応用はききます。なお、つらいうつのときには大事な判断はしない、判断力が戻る時期は必ず来るというのは、うつ病の治療の際の基本的な説明の一つです）。

悲しんではいけない、と考える前に、悲しいものは悲しい、その気持ちにまず素直になることが大事です。腹が立つときも同様です。悲しみも怒りも、その心の流れよりも、「べき思考」が優先されると、本来の自分の気持ちが分からなくなり症状がでます。

学生の時の私は心の「もやもや」に苦しんでいて、その「もやもや」はどうして出てくるのかと悩み、精神分析学の本を読む一方、この言葉に出会ったのだと回想します。「もやもや」は、なかなか消えませんでしたが、この言葉を自分で書いて部屋の壁に張った記憶があります。

今は当時の「もやもや」はありませんが、別の「もやもや」があります。それを解決するためには、一人で悩むだけではなく、症状がありながらも日常の生活を送り、「自分の中」だけでなく、自分の外との関わりをもつことが大事だと思うのは、仕事の経験からだけではなく、日常の臨床経験からです。

心は絶えず変化しながら、また成長するものです。症状も同様です。変化し、そして治るものです。たとえ再発したとしても、それは成長の機会ととらえることができるものです。

おわりに

私が精神分析と森田療法の本に出会ったのは高校生のときでした。当時は何を悩んでいたか思い出せませんが、ただひたすら悩んでいました。「ノイローゼ」とはこういうことを言うのかと、神経症のことを書いている本を読みふけりました。読んでも悩みは解決しませんでしたが、ただ面白く、そういう面白い世界があることが励みでした。当時私の両親は教師か税理士の道をと勧めましたが、私にはどちらも面白いと思えませんでした。

10代の私は、ただ悩むばかりで、当然のように大学受験に失敗しました。あの悩みは今思うと強迫観念だったと思います。当時は恋愛にも悩んでいました。付き合ってもない女性のことを、よく言えば片思いですが、一方的にただ思ってばかりいたのですから恋愛とは言えない恋の気持ちに悩んでいました。受験に失敗し浪人して、予備校で出会った友人に、恋愛論を話した時のことを今でも思い出せます。彼は黙って聞いてくれたあと、ただ一言、「お前はよく考えているし、よく知っている、だけどな、経験してないじゃないか」

私の例を出して言いたかったのは、まず「ノイローゼ」の説明です、私が医師になってから出会う神経症の患者さんのよく言われる「一人で考え過ぎて」しまう状態です、そういう状態では、勉強にも集中できないし、恋愛もできない。その状態を理解するのに精神分析と森田療法の本は役に立ちましたが、それだけでは私の「ノイローゼ」は治りませんでした。ただ言えることは、その本が好きだと思って、精神科医になりたいと思い、そう動いたことで、今の自分があるといえます。

もう一つ、私にとっての皆川邦直先生を例にします。皆川先生は精神分析的精神療法の私の師匠であります。この本のテーマである「強迫性」の重要性を教えて頂いたのが皆川先生でした。

私は、関西の勉強会で皆川先生に出会いました。「東京に来て勉強する気持ちがあるなら来るか」と言ってもらったのは私が30代前半のときでした。そして東京の研究会に5年間所属して所定の研修を修了して、それからも東京に残るか、関西に戻るか、悩んだときに、その悩みに対し、先生はこう言われました。「自分でつくった現実ではないか」先生は、悩みは自分でつくったもので、東京にいて、良いではないか、そういう意味で言われたと思うのですが、それでも私は関西に戻ることを選びました。そして私は関西に戻ってからも東京の研究会に所属し定期的に先生と相談を継続していました。

皆川先生が亡くなって、6年が経ちますが、今でも先生の言葉は、ふとした折に蘇ります。それは皆川先生の言葉がそれだけ良いといえるのですが、それだけ良いと思う私のとらえ方のほうが大きいといえます。これも私の「つくった現実」になることですが、先生の容姿、喋り方が、私の実の父親に似ている、そのように思える、先生が亡くなったあとからそう思うようになっています。

どうしても親のほうを向いてしまい、親子関係がどこまでもついて回るということは、私にもいえることです。しかし、だからこそ、親以外の対象、私であれば師匠である、皆川先生に向くのが良いことです。皆川先生に向いて、和歌山から東京に移り住んだことは、今から考えても大きな冒険でしたし、冒険しなければ避けられたであろう苦労はたくさんありましたが、それ以上に自信や成長を私は得ることができました。

この本は親子関係の問題をテーマにした本です。著者の私も含め、人は皆、親の子です。私の例も含め、親に向くと、私の10代のように、「君はよく考えてはいるが経験してないではないか」となります。親ではなく、親以外の好きな対象をみる、その動きが、不安やうつの改善になり、希望をみる方向となります。それは日々の臨床経験で間違いなく確かなことで、それが少しでも伝わるようにと思い筆をとりました。

この本は、精神科医として、たくさんの出会いと経験に基づいて、書きました。出会ったたくさんの患者さんに感謝します。そして、一人でも多くの読者に分かりやすくと、本の作成にあたって骨をおってくれた幻冬舎メディアコンサルティングの編集者さんたちに感謝します。

山内 道士（やまうち みちひと）
精神保健指定医／日本精神神経学会認定精神科専門医
1962年生まれ。和歌山県立医科大学卒業。1994年から3年間、教育分析を受ける。2002年に東京精神療法研究会が所定する、個人スーパービジョンを含めた精神分析学の専門的な研修課程を修了。2013年に山内メンタルクリニックを開業。フロイト心理学と森田療法を組み合わせ、精神分析的心理療法の教育を活かした丁寧な診療をモットーとしている。親子関係に着目した精神療法で不安、うつ、強迫症状へアプローチしていることが特徴。大学入学前に「森田療法」と「精神分析」に出会い、精神科医を目指すことになった。現在の精神医療では、「認知行動療法」の有効性が確認されており、薬物療法と併用する医師が増加しているなか、精神科の臨床で精神分析学を用いた診療スタイルを貫いている。

本書についての
ご意見・ご感想はコチラ

自分の「好き」がうつを治す

二〇二三年五月三一日 第一刷発行

著　者　山内道士
発行人　久保田貴幸
発行元　株式会社 幻冬舎メディアコンサルティング
〒一五一-〇〇五一 東京都渋谷区千駄ヶ谷四-九-七
電話 〇三-五四一一-六四四〇（編集）
発売元　株式会社 幻冬舎
〒一五一-〇〇五一 東京都渋谷区千駄ヶ谷四-九-七
電話 〇三-五四一一-六二二二（営業）
印刷・製本　中央精版印刷株式会社
装　丁　鳥屋菜々子

Printed in Japan ISBN 978-4-344-94114-4 C0047
幻冬舎メディアコンサルティングHP https://www.gentosha-mc.com/